临床常见泌尿系统疾病诊治精粹

黄 伟 等◎主编

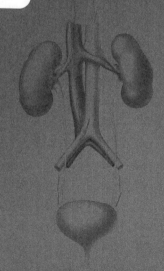

国家一级出版社 中国纺织出版社 全国百佳图书出版单位

图书在版编目（CIP）数据

临床常见泌尿系统疾病诊治精粹 / 黄伟等主编. --
北京 : 中国纺织出版社, 2018.12
ISBN 978-7-5180-5768-9

Ⅰ. ①临… Ⅱ. ①黄… Ⅲ. ①泌尿系统疾病—诊疗
Ⅳ. ①R69

中国版本图书馆CIP数据核字（2018）第273515号

策划编辑：樊雅莉　　　责任校对：王花妮　　　责任印制：王艳丽

中国纺织出版社出版发行

地址：北京市朝阳区百子湾东里A407号楼　邮政编码：100124

销售电话：010 - 67004422　传真：010 - 87155801

http://www.c-textilep.com

E-mail: faxing@c-textilep.com

中国纺织出版社天猫旗舰店

官方微博http://weibo.com/2119887771

北京虎彩文化传播有限公司印刷　各地新华书店经销

2018年12月第1版第1次印刷

开本：710×1000　1/16　印张：10.25

字数：197千字　定价：58.00元

凡购本书，如有缺页、倒页、脱页，由本社图书营销中心调换

前　言

　　随着科学技术的飞速发展,泌尿外科的基础知识和临床诊疗都取得了长足的进步,病因和发病机制得到了深入的研究,疾病的诊断和治疗也得到了广泛的实践。随着医学模式的转变、传统医学观念的更新,泌尿外科的许多诊疗方法和原则、手术技巧等发生了日新月异的变化。鉴于此,编者在查阅国内外相关文献的基础上,结合自身临床经验编写了《临床常见泌尿系统疾病诊治精粹》一书。

　　本书内容包括泌尿、男性生殖系统畸形,泌尿、男性生殖系统肿瘤,尿石症,泌尿系统梗阻等内容。全书针对泌尿外科疾病的特点,全面阐述泌尿外科相关疾病的病因、检查、临床表现、诊断与鉴别诊断、治疗等。本书立足临床实践,内容全面翔实,重点突出,深入浅出,方便阅读,是一本实用性强,可供泌尿外科临床医师参考的书籍。

　　编者在繁忙的工作之余,将自身多年的诊疗心得及实践经验跃然纸上,编纂、修改、审订,尽求完美,但由于编写时间有限,加之篇幅所限,疏漏之处恐在所难免,若存在欠妥之处恳请广大读者不吝指正,以待进一步修改完善,不胜感激。

编　者

2018 年 11 月

目　　录

第一章　泌尿、男性生殖系统畸形

第一节　肾及输尿管重复畸形

重复肾是指有共同被膜,但有一浅分隔沟,有各自肾盂、输尿管及血管的先天性肾脏畸形。若在某一侧有两条输尿管则为输尿管重复畸形。国内资料表明,此病发病率占泌尿外科住院患者的 0.16%～0.7%,女性发病高于男性。

一、病因

在胚胎期,同时发出两个输尿管原基,或由一个原基分为两个原基,到胎儿后期即发展成重复肾和重复输尿管。

二、病理

重复肾上肾段的肾盂及输尿管多并发发育不良、功能差或积水甚至感染,不完全性输尿管畸形的输尿管呈 Y 形,其汇合处可位于输尿管任何部位,常并发输尿管反流。完全性畸形时,两根输尿管分别引流两个肾盂的尿液。

三、诊断

1.临床表现　一般无明显症状,若重复肾的上半肾有结石,感染时可有腰痛、不适、血尿等情况。若重复输尿管开口位于膀胱内,可无症状;若开口于外阴前庭、阴道等处,患者从小就有遗尿及异常排尿情况,对此类患者要注意检查有无异位开口。

2.膀胱镜检查　膀胱镜检可发现膀胱内病侧有两个以上的输尿管开口,诊断即可成立。

3.特殊检查　IVU 检查有重要诊断价值,大部分患者可由此检查明确诊断,逆行性肾盂造影可清楚显示病变情况,B 超及肾扫描对诊断亦有帮助。

四、治疗

（1）无症状者无须治疗。

（2）有合并症者做上段病肾切除。

（3）有尿失禁者将异常的输尿管移植于膀胱内。

五、随诊

定期复查 IVU、B 超及尿常规和肾功能。

第二节　先天性肾发育不良

先天性肾发育不良是指肾未发育，体积小于正常肾的一半以上者。

一、病因

由于胚胎时期血运障碍及肾胚基发育不良所致。

二、病理

肾呈分叶状，为幼稚性状态，肾盂、肾盏畸形，输尿管常闭锁，肾动脉多分支但无主干，患肾位置较低或位于盆腔。肾单位少而小，肾泌尿功能差。单侧发病者对侧肾常代偿性增大，本病可为单侧发病、双侧发病或节段性发病。

三、诊断

（1）双肾发育不良多在早年死亡，如能存活可发生肾性佝偻病或侏儒病。表现为肾功能不全，单侧发病者表现为高血压，常伴有视力障碍，节段性发病者罕见，亦表现为高血压症状。

（2）B 超提示肾脏缩小，皮质变薄，CT 显示肾实质及肾窦缩小，IVU 可见肾影缩小，不规则，呈分叶状，肾盏短粗，无大盏，小盏呈杵状，肾盂发育不良。肾动脉造影实质内血管纤细、不规律，肾脏缩小，肾血管较细、多支，缺主干。

四、鉴别诊断

主要与萎缩性肾盂肾炎相鉴别，后者多见于成年妇女，有反复泌尿系感染病史。

五、治疗

双肾发育不良者晚期可考虑异体肾移植术,对单肾发育不良及节段性肾发育不良,若对侧肾功能良好,有高血压及肾功能严重受损者,可施行患侧肾切除术。

第三节　马蹄肾

马蹄肾是指两侧肾的下极或上极在肾体中线融合形成蹄铁形。

一、病因

在胚胎早期,两侧肾脏的生肾组织细胞在两脐动脉之间被挤压而融合的结果。

二、病理

马蹄肾的融合部分大都在下极,构成峡部,峡部为肾实质及结缔组织所构成。其位于腹主动脉及下腔静脉之前及其分叉之稍上方,两肾因受下极融合的制约使之不能进行正常的旋转。

三、诊断

(1)临床上表现为3项症状,即脐部隐痛及包块,胃肠道功能紊乱,泌尿系症状如感染、结石、积水等。

(2)腹部平片可显示峡部阴影或结石,静脉或逆行性肾盂造影对诊断本病有重大意义,可见两肾下极靠拢及肾轴向内下倾斜,输尿管在肾盂及峡部前方,常有肾积水征象,膀胱造影可发现有反流。

(3)CT显示出肾上极或下极的融合部,肾门位于前方,B超及肾放射性核素扫描均有一定诊断价值。

四、鉴别诊断

由于一侧肾功能较差或技术因素未显影,往往将显影侧误诊为肾转位不全,仔细分析病史,辅以其他检查当可避免之。

五、治疗

本病肾功能常无异常,若无合并症,无须特别治疗。手术治疗主要是针对并发症而施行，肾积水如为输尿管反流者可行输尿管膀胱吻合术，有狭窄者行肾盂成形术。峡部切除对缓解腰部疼痛及消化道症状可能有一定效果，但目前持谨慎态度。对一侧有恶性肿瘤、脓肾、严重积水、严重感染或导致高血压者，可行经腹病侧马蹄肾切除加对侧肾位置调整固定术。

六、随诊

定期做 IVU、肾功能或 B 超等检查。

第四节　多囊肾

肾实质中有无数的大小不等的囊肿，肾体积增大，表面呈高低不平的囊性突起，使肾表现为多囊性改变。

一、病因

在胚胎发育期，肾曲细管与肾集合管或肾直细管与肾盏，在全部或部分连接前，肾发育中止，使尿液排泄受到障碍，肾小球和肾细管产生潴留性的囊肿。

二、病理

肾表面为大小不等的囊泡，囊壁与囊壁及肾盂之间互不相通，囊壁内面为立方形上皮细胞覆盖，肾小球呈玻璃样变，肾小动脉管壁硬化，故常有高血压症状。肾功能随年龄增长而逐步减退。

三、诊断

(1)多在 40 岁以上两侧发病，上腹部可发现包块，有局部胀痛或胃肠道症状。由于肾功能不良往往出现面部浮肿、头昏、恶心及高血压，还常有贫血、体重下降、血尿等临床表现。

(2)尿常规一般变化不大，部分患者可有蛋白尿及脓细胞，尿渗透压测定可提示肾浓缩功能受损，血肌酐呈进行性升高。

(3)B 超表现为肾形增大，肾内无数大小不等囊肿，肾实质回声增强，IVU 显示肾盂、肾盏受压变形，盏颈拉长呈弯曲状，且为双侧性改变，CT 显示双肾增大、分叶状，有较多充满液体的薄壁囊肿，往往可同时发现肝囊肿等。基因间接连锁分析方法有可能在产前或发病前做出诊断。

四、鉴别诊断

本病要与双肾积水、双肾肿瘤、错构瘤相鉴别，B 超、IVU 及 CT 检查有助于鉴别。

五、治疗

目前无有效的治疗方法，一般对饮食及水、电解质摄入不过分强调限制，但要避免腰腹部外伤，防止感染，对早、中期患者可行减压手术，在患者处于肾功能衰竭尿毒症时，做相应的处理及肾移植，对合并结石而又不能自行排出者，可考虑手术治疗，选用恰当的降压药物对控制高血压亦有帮助。

六、预后

本病预后不佳，如早发现、早治疗及对晚期病例采用透析及肾移植术，有望延长生存时间。

七、随诊

定期复查肾功能。

第五节　输尿管开口囊肿

输尿管开口囊肿指输尿管末端的囊性扩张，为先天性疾病。

一、病因

确切病因不明，一般认为可能为输尿管和尿生殖窦之间的隔膜未被吸收，长期存在，使膀胱黏膜及输尿管部分堵塞，输尿管内压力上升，向膀胱内膨出形成。

二、病理

囊肿表面覆盖膀胱黏膜，内层为输尿管黏膜，而肌层常发生增厚，可妨碍尿流通畅，导致逆流。

三、诊断

1.临床表现　有反复尿路感染、血尿等情况，常伴有尿路梗阻，甚至肾功能受损。

2.膀胱镜检查　膀胱镜检查可见囊肿有节律性收缩或充盈。

3.特殊检查　IVU 常可发现肾及输尿管重复畸形,膀胱内有球形充盈缺损。

四、鉴别诊断

成人主要与前列腺增生症、膀胱肿瘤、膀胱结石等相鉴别。一般来说,通过详细了解症状及必要的辅助检查,鉴别并无困难。

五、治疗

(1)对单纯性囊肿,成人行内镜囊肿切除,小儿行耻骨上经膀胱囊肿切除。

(2)异位囊肿者应切开膀胱将囊肿全切,同时向下延伸至尿道部分。如为重复肾,则行部分肾切除加所属的全段输尿管切除。

(3)囊肿切除后出现尿液反流者,要做输尿管膀胱再植术。

六、随诊

术后复查膀胱镜及IVU。

第六节　尿道下裂

尿道开口于阴茎腹侧正常尿道口后部,即为尿道下裂。

一、病因

为常染色体显性遗传疾病,妊娠期应用雌、孕激素可增加发病率,雄激素的缺乏可使尿道沟两侧皱褶发生融合障碍,使尿道腹侧壁缺如,形成下裂。

二、病理

按尿道海绵体发育所到部位,本病分为阴茎头型、阴茎型、阴囊或会阴型。阴茎头型多见,由于尿道口远侧的尿道海绵体不发育,而在腹侧形成纤维索带,造成阴茎下曲,影响排尿和生殖功能。

三、诊断

体检时即可做出诊断。

四、鉴别诊断

主要与两性畸形相鉴别，必要时行性染色体与性激素检测，以及直肠指诊、B超和CT检查，以便鉴别。

五、治疗

（1）阴茎头型除尿道外口狭窄需要扩张者外，一般无需手术。

（2）手术分下曲矫正术及尿道成形术，前者应在学龄前进行，待瘢痕软化后再施行成形术，亦可采用游离膀胱黏膜形成新尿道。本法可一期施行。

六、随诊

定期随访，了解有无尿道外口狭窄及阴茎发育情况，必要时可扩张尿道外口。

第七节　两性畸形

两性畸形指先天性生殖器官畸形并有第二性征异常的疾病。

一、病因

病因较为复杂，类型繁多，要从遗传角度、类固醇合成及代谢障碍、原始性腺发育等方面考虑。

二、病理

分3大类型：真两性畸形、假两性畸形及性染色体畸变。

（1）真两性畸形最为少见，兼有睾丸及卵巢两种组织并具备了男女两性的外生殖器和第二性征，染色体组型60%为XX，XY占20%，其他为嵌合体。外生殖器60%～75%表现为男性，但其中75%呈尿道下裂、隐睾及腹股沟斜疝，在其他呈女性外观的生殖器官中有阴蒂肥大并有子宫。

（2）女性假两性畸形较为常见，性腺为卵巢，但外生殖器有男性化特点，如阴蒂肥大，似尿道下裂，阴唇合并在中线等，性染色质为阴性。男性假两性畸形性腺为睾丸，外生殖器变化不一，可为男性外形，亦可为女性外形，或难以辨认，性染色体组型为XY，性染色质为阴性。

（3）性染色体畸变见于Klinefelter及Turner综合征，均由于染色体数目异常所致。前者染色体数目为47，后者为45。

三、诊断

(1)一般检查应注意体型、体态、毛发分布、乳腺发育,外生殖器检查注意有无外生殖器的畸形,如尿道下裂、阴蒂肥大等,还应注意有无不发育、无月经、男子乳房发育过度等情况,另外需做性染色质、染色体检查。

(2)生化检查方面主要测尿中17-酮类固醇和孕三醇含量,此外,还应做 H-Y 抗原检查,本方法是确定有无 Y 或含有男性决定基因 Y 碎片的一种较可靠方法。

(3)其他可辅以 X 线造影或 B 超探查,如果仍无法确定两性畸形类型时,则要依赖手术探查和病理学检查。

四、治疗

治疗要考虑性别的选择和内外生殖器重建两方面问题,要结合年龄、社会性别、外生殖器发育情况、家庭与本人意愿,进行综合分析治疗。

1.手术时机　尽量在学龄前期手术,依外生殖器发育状况、性腺发育优势选择时机手术。

2.重视患者的社会性别和心理承受力　针对真两性畸形生殖器性别明显方面及心理特点,将外生殖器用手术方法进行纠正,切除与选择性别相反的性腺,对假两性畸形一般采用内分泌治疗,外生殖器按性腺性质加以整形。

第八节　隐睾

睾丸未下降至正常阴囊内位置者,称为隐睾。

一、病因

胚胎早期睾丸位于膈下平面的腹膜后间隙,随胚胎的发育而逐渐下降,此下降过程受垂体作用和睾丸引带牵引而完成。若垂体功能不足、下降过程中有解剖异常或睾丸引带终止位置不正常者,均可产生隐睾。

二、病理

睾丸不在正常位置,在3岁左右将停止发育,曲精细管的细胞停留于单层细胞,无造精功能。至青春发育期,睾丸虽不发育,但间质细胞仍继续发育,所以其第二性征是完善的。隐睾患者常发生睾丸萎缩、恶性变,易受外伤及引起睾丸扭转和并发腹股沟疝。

三、诊断

(1)体检可见单侧或双侧阴囊内无睾丸,阴囊发育差。多数隐睾可在腹股沟部扣及隐睾,但不能推入阴囊。

(2)检查尿中 17-酮类固醇、FSH 及血清睾酮有利于寻找病因。

(3)B 超探测腹膜后和腹股沟区,有时可发现异位的隐睾,并可测定睾丸大小。CT 对检查腹内隐睾也可能有帮助。此外,辅助检查还有腹腔镜探查等。

四、治疗

1.内分泌治疗　使用 HCG 或 LHRH 进行治疗,对 10 个月的小儿可采用 LHRH 制剂喷鼻,0.2mg,每日 3 次。若不成功,可用 HCG 1000 单位,每周肌内注射 2 次,共 4～5 周。

2.手术治疗　其目的是游离松解精索,修复疝囊及将睾丸固定于阴囊内。手术应在 2 周岁前进行。对青春期前睾丸萎缩不明显者,也可施行睾丸下降固定术,必要时做自体睾丸移植。对经活检证实有原位癌、睾丸萎缩、成人单侧隐睾而对侧睾丸正常者,可行睾丸切除术。

五、随诊

术后随诊,了解睾丸发育情况。

第九节　包皮过长和包茎

包皮覆盖阴茎头及尿道外口,尚能上翻者为包皮过长。包茎指包皮口狭小,不能上翻露出阴茎头。

一、病因

小儿的包皮过长是正常的,3 岁左右由于阴茎生长及勃起,包皮内板与阴茎头表面轻度的上皮粘连被吸收,包皮退缩,阴茎头外露。若粘连未被吸收,则形成包皮过长或先天性包茎,后天性包茎多继发于阴茎头包皮炎症,使包皮口形成瘢痕性挛缩。

二、病理

若包茎严重，可引起排尿困难，甚至尿潴留。包皮垢积累时可有阴茎头刺痒感，长期慢性刺激可诱发感染、癌变、白斑病及结石等。

三、诊断

本病诊断并无困难，一般检查即可确定诊断。

四、治疗

包皮过长能上翻者可经常清洗包皮，保持包皮腔内卫生清洁，预防感染。对小儿的包茎可扩大包皮口，将包皮反复上翻并复位，以利阴茎头外露。对成人的包茎则需行包皮环切术。对包皮嵌顿须紧急施行手法复位，必要时做包皮背侧切开。

第二章 泌尿、男性生殖系统非特异性感染

第一节 泌尿系统非特异性感染

尿路感染是尿路上皮对细菌侵入的炎症反应,通常伴随有细菌尿和脓尿。可分为单纯性尿路感染和复杂性尿路感染。

单纯性尿路感染是指发生于泌尿系统的解剖结构功能正常而又无糖尿病或免疫功能低下等合并症患者的尿路感染,短期抗菌药物治疗即可治愈。多见于女性,主要病原菌为大肠埃希菌。主要危险因素是性生活活跃或近期有性生活、绝经后雌激素水平下降等。

复杂性尿路感染是指尿路感染伴有增加获得感染或者治疗失败风险的疾病,如泌尿生殖道的结构或功能异常,或存在其他潜在因素,如留置导尿管、支架管,合并有泌尿系结石、泌尿系肿瘤、糖尿病或免疫缺陷疾病等。

一、急性肾盂肾炎

急性肾盂肾炎是指肾盂和肾实质的急性细菌性炎症。病原菌主要为大肠埃希菌(70%～95%),来自患者自身肠道菌群并经尿道、膀胱、输尿管上行侵入肾盂及肾实质而致病。多见于女性,常累及单侧肾,也可同时发病。危险因素是性生活活跃史或近期有性生活史等。雌激素水平降低是绝经后女性尿路感染的危险因素。

(一)诊断

1.临床表现

(1)泌尿系统症状:包括尿频、尿急、尿痛、血尿、排尿困难,患侧或双侧腰部胀痛,肋脊角有明显的压痛或叩击痛等。

(2)全身中毒症状:寒战、高热,体温可上升到39℃以上,伴有头痛、恶心呕吐、食欲减退等,常伴血白细胞计数升高和血沉增快。

2.辅助检查

(1)尿常规化验:有大量白细胞及脓细胞,少量蛋白及颗粒管型。部分患者有

肉眼或显微镜下血尿。

(2)血常规化验:白细胞计数升高,中性粒细胞增多。

(3)尿细菌学检查:尿沉渣涂片染色可见致病菌,中段尿细菌培养细菌菌落计数$\geq 10^5$CFU/mL 即可诊断。同时可明确致病细菌,参考抗菌药物敏感试验,选择合适的抗菌药物。

(4)当治疗效果不理想时,可考虑行 B 超、尿路平片(KUB)、静脉尿路造影(IVU)等检查,以发现可能存在的尿路解剖结构或功能异常。

(5)在高热期间应与其他感染性疾病,如呼吸道感染、急性前列腺炎、胆囊炎、阑尾炎、盆腔炎等鉴别。除尿内所见感染证据外,患侧肾区叩痛、压痛可有助于诊断。

(二)治疗

(1)急性期卧床休息,注意营养,治疗期间多饮水或补充液体,尿量维持在每日1500mL 以上,给予退热、镇痛等对症处理。

(2)应在细菌培养和药敏结果的基础上使用有效抗菌药物。药物治疗先宜静脉输液给药,待病情稳定后改为口服。一般选用第三代喹诺酮类、半合成广谱青霉素、第三代头孢菌素类等。

(3)对治疗反应不良及有菌血症者,应考虑有无尿路梗阻性疾病的存在,如尿石症、膀胱输尿管返流或下尿路梗阻残余尿量多等。

二、慢性肾盂肾炎

慢性肾盂肾炎多是由于急性肾盂肾炎治疗不当或不彻底而转为慢性阶段,尤其伴有尿路梗阻、糖尿病、膀胱输尿管返流及神经源性膀胱功能障碍者容易发展成慢性肾盂肾炎。

(一)诊断

1.临床表现　慢性肾盂肾炎多见于女性,临床表现极不一致。

(1)患者一般体质较弱,可有轻度膀胱刺激症状,部分患者可能仅有轻度腰背酸痛,可反复发作急性尿路感染。

(2)可有低热、贫血、头晕、乏力,易出汗。

(3)部分患者有高血压或面部、眼睑等处水肿。

(4)肾区有叩击痛。

(5)晚期患者则出现肾功能不全甚至尿毒症。

2.辅助检查

(1)尿常规化验:有白细胞、红细胞及白细胞管型。

(2)尿细菌学检查:中段尿培养发现致病菌有助于确诊。

(3)肾脏浓缩功能减低、尿相对密度降低为本病的特点之一。

(4)静脉尿路造影可发现晚期患肾变小,肾盂肾盏扩张变形,皮质萎缩变薄等改变。

(5)症状反复发作、治疗效果不佳者,应考虑有无尿路梗阻性疾病的存在,如尿石症、膀胱输尿管返流,应行尿液结核菌及 B 超、IVU 造影等检查,以除外尿路结核。

(二)治疗

(1)注意营养、休息,避免过度劳累,适当参加体育活动,增强体质。

(2)应根据细菌培养和药敏结果使用有效抗菌药物,彻底控制菌尿,防止复发。注意避免使用对肾功能有损害的抗菌药物,如庆大霉素、卡那霉素等。

三、肾周围感染

肾周围感染是指炎症位于肾包膜与肾周围筋膜之间的脂肪组织中,大多数为血行性金黄色葡萄球菌感染,亦可由肾脏本身感染或肾脏外感染灶引起。如感染未能及时控制,则可发展形成周围脓肿。

(一)诊断

1.临床表现

(1)肾周围炎症进展缓慢,腰部钝痛。

(2)如继发于慢性肾感染,有持续或反复的尿路感染病史。

(3)患侧肋脊角或上腹部有明显压痛、叩击痛及肌紧张,有时可触及痛性包块。

(4)如脓肿形成,则患者有寒战、高热及明显腰痛,伴恶心、呕吐、腹泻,腰部及下肢活动受限。

(5)由于腰大肌受到脓肿刺激后收缩,脊柱弯曲凹向病侧。由于髂腰肌的收缩,患者取平卧位及患侧下肢屈曲位。

2.辅助检查

(1)血尿常规检查:白细胞总数及中性粒细胞计数增高;感染扩散时,血细菌培养可阳性。尿常规多为正常,如继发于肾脏本身感染,则尿中有脓细胞和细菌。

(2)X 线腹平片可见脊柱向患侧弯曲,腰大肌阴影消失,肾影模糊,患侧膈肌升高。

（3）B超、CT显示肾周围低回声或低密度肿块，可明确诊断。

（4）B超引导下行肾穿刺、抽取脓液可涂片检查细菌及行细菌培养。

（二）治疗

（1）早期应用敏感抗菌药物。

（2）脓肿形成可在B超引导下穿刺引流或行切开引流术。

（3）肾周围脓肿若继发于尿路结石引起的脓肾或感染的肾积水，肾功能严重损害而对侧肾功能良好时，应考虑做肾切除术。

四、急性膀胱炎

急性膀胱炎是泌尿外科临床最常见的疾病之一。由于女性尿道解剖和生理学方面的特点，本病发病率远远多于男性。新婚妇女及更年期妇女更易发生。多继发于尿道炎、阴道炎、子宫颈炎或前列腺炎等。临床相关操作也可造成急性膀胱炎的发生，如留置导尿管、间歇性膀胱导尿等。由于女性尿道短而宽直，细菌容易上行感染至膀胱，亦可经淋巴感染或继发于肾脏感染。主要致病菌为大肠埃希菌、变形杆菌。

（一）诊断

1.临床表现

（1）发病突然，女性患者发病多与性活动有关。膀胱刺激症状（尿频、尿急、尿痛）明显，耻骨上膀胱区或会阴部不适，尿道烧灼感。尿频程度不一，严重者数分钟排尿一次或有急迫性尿失禁。

（2）尿液混浊，常见终末肉眼血尿，偶为全程肉眼血尿。

（3）一般无全身症状，体温正常或仅有低热。

（4）腹部检查，急性膀胱炎患者可有耻骨上区压痛，但缺乏特异性。

（5）病程较短，若经及时有效的抗感染治疗，症状多在1周消失。

2.辅助检查

（1）尿常规化验：有大量白细胞及红细胞。

（2）尿细菌学检查：尿沉渣涂片染色可以找到致病菌，中段尿培养有细菌生长。

（二）治疗

1.支持及对症治疗　注意休息，补充营养，多饮水或补充液体。口服碳酸氢钠或枸橼酸钾碱化尿液，并可用黄酮哌酯盐或M受体抗胆碱类药物，以缓解膀胱痉挛，减轻膀胱刺激症状。

2.抗菌药物治疗　可选择采用磷霉素氨丁三醇、呋喃妥因、喹诺酮类、第二代或第三代头孢菌素等抗菌药物。对绝经后妇女应用雌激素替代疗法（口服或阴道局部使用雌激素霜剂）可使绝经后妇女泌尿生殖道萎缩的黏膜恢复，并增加阴道内乳酸杆菌的数量，降低阴道 pH，从而有利于预防尿路感染再发。

3.寻找并治疗原发灶　如下尿路梗阻、膀胱结石或异物、妇科感染性疾病等，清除诱发因素。

4.养成良好的个人卫生习惯　在性交前双方清洗会阴，性交后立即排尿。勤换内裤和卫生巾。便后从前向后方向擦肛门。

五、反复发作性膀胱炎

反复发作的膀胱炎多继发于下尿路梗阻性疾病，如膀胱结石、前列腺增生、尿道狭窄等，女性可继发于处女膜伞症、尿道口处女膜融合、尿道旁腺炎等。部分是因为急性膀胱炎未得到彻底治疗转变所致。

（一）诊断

1.临床表现

（1）病程缓慢，尿频、尿急、尿痛反复发作，症状较急性发作时轻。

（2）部分患者膀胱充盈时有耻骨上膀胱区或会阴部不适，常有尿液浑浊。

（3）伴有下尿路梗阻时，出现排尿不畅。

（4）查体可发现女性尿道口处女膜融合、处女膜伞等。

2.辅助检查

（1）尿常规化验有少数白细胞和红细胞。

（2）尿细菌学检查中段尿细菌培养往往为阳性。

（3）B超、静脉尿路造影等可帮助了解有无泌尿系肿物、结石、畸形等。

（二）治疗

（1）适当锻炼、增强体质，劳逸结合，避免刺激性饮食，多饮水。注意个人卫生及生活习惯，保持外阴清洁。

（2）合理选用敏感抗菌药物，应用对症治疗药物。

（3）治疗原发病灶，如下尿路梗阻、膀胱结石或异物、妇科感染性疾病等，去除诱发因素。

（4）经抗菌药物治疗无效的慢性膀胱炎，必要时应行膀胱镜检查以除外泌尿系结核等其他疾病。

六、非特异性尿道炎

非特异性尿道炎可分为急性和慢性,致病菌以大肠埃希菌、链球菌和葡萄球菌最常见。尿道炎常因尿道口或尿道内梗阻,如包茎、尿道狭窄、尿道结石、长期留置导尿管或邻近器官的炎症(如前列腺精囊炎、阴道炎、宫颈炎等)蔓延至尿道引起。

(一)诊断

1.临床表现

(1)急性期:有尿频、尿急、尿痛,尿道外口红肿,边缘外翻;常有浆液性或脓性分泌物,女性患者尿道分泌物少见;尿道黏膜呈弥散性充血和水肿,有时可形成浅溃疡,可有耻骨上及会阴部钝痛。

(2)慢性期:女性患者可有尿频、尿急、尿痛并牵涉到阴道或下腹部。男性患者亦有轻度尿频、尿急伴尿道灼热感。尿道分泌物较急性期显著减少,或仅在清晨第一次排尿时可见尿道口附近有少量浆液性分泌物。慢性病例晚期可形成尿道狭窄。

2.辅助检查

(1)尿常规化验可见少数白细胞、红细胞或正常。

(2)尿道分泌物涂片染色镜检或细菌培养,可明确致病菌。

(3)男性患者若无尿道分泌物,可作尿三杯试验,若第一杯尿混浊,镜检白细胞较多则为尿道炎。

(4)男性患者应行前列腺分泌物镜检,可发现合并的前列腺炎。

(5)行尿道造影或膀胱尿道镜检查,可明确有无尿道狭窄及其他诱发病因。

(二)治疗

(1)多饮水,避免刺激性饮食,局部热水坐浴。

(2)选用有效的抗菌药物,如喹诺酮类、头孢菌素类等,合并慢性前列腺炎、精囊炎者亦应同时进行治疗。

(3)应注意解除尿道外口或尿道内梗阻,清除诱因。

(4)女性患者应检查有无阴道炎或宫颈糜烂,以便做相应的治疗。

第二节　男性生殖系统非特异性感染

男性生殖系统非特异性感染是指男性生殖系统对细菌侵入的炎症反应,是一组疾病,具有相似的临床表现。主要致病菌为大肠埃希菌、变形杆菌、葡萄球菌、肠球菌等。

一、急性细菌性前列腺炎

急性细菌性前列腺炎主要致病菌为大肠埃希菌、变形杆菌。多见于青壮年,以全身感染以及后尿道激惹为主要症状。多在劳累、饮酒、性生活过于频繁后发生,部分患者继发于慢性细菌性前列腺炎。留置尿管、经尿道进行器械操作或患有膀胱炎及尿道炎也可导致急性前列腺炎的发生。

(一)诊断

1.临床表现

(1)突然高热、寒战,伴有尿频、尿急、尿痛及会阴部疼痛。

(2)可出现排尿困难或急性尿潴留。

(3)全身乏力,关节及肌肉痛等。

(4)直肠指诊前列腺肿胀饱满,触痛明显,局部温度升高,形成脓肿者有波动感。

(5)急性期禁忌作前列腺按摩,以免引起败血症。

2.辅助检查

(1)尿常规化验:可见大量白细胞及红细胞。

(2)尿细菌学检查:急性细菌性前列腺炎常伴有不同程度的急性膀胱炎,因此尿培养可了解致病菌情况。

(3)血常规化验:白细胞计数及中性粒细胞均升高。

(4)血培养:可发现致病菌。

(5)B超:可见前列腺增大,内部回声不均匀。

(二)治疗

(1)全身支持治疗,卧床休息,多饮水或补液,退热止痛。

(2)热水坐浴,忌辛辣刺激性食物及饮酒。

(3)出现急性尿潴留时,可行耻骨上膀胱穿刺造瘘,尽量避免经尿道留置尿管。

(4)及时有效地应用抗菌药物是治疗的关键,药物治疗宜先静脉输液给药,待病情稳定后改为口服。一般选用敏感的抗菌药物,如广谱青霉素类、喹诺酮类或头孢菌素类等。体温正常后可改用口服红霉素、喹诺酮类或磺胺类药物(如复方新诺明等)。如疗效不佳,可根据细菌培养及药物敏感结果及时调整抗菌药物,疗程应至少持续2周。

(5)形成前列腺脓肿者,可经会阴切开引流。

二、慢性前列腺炎

慢性前列腺炎可分为细菌性、非细菌性与前列腺痛几种类型,临床表现往往相似。慢性细菌性前列腺炎可由急性细菌性前列腺炎迁延而来,病原菌多为革兰阴性杆菌,但大多数患者无急性细菌性前列腺炎发作史。过度饮酒、性刺激、下尿路梗阻是诱发因素。

(一)诊断

1.临床表现

(1)排尿情况:大多数患者有不同程度的尿频、尿急、尿道不适或烧灼感,部分患者有尿线变细、排尿困难症状,也有部分患者在排尿终末或大便时尿道口有白色分泌物流出。

(2)疼痛:几乎所有患者都有不同程度的疼痛症状,疼痛部位在会阴部、阴囊和睾丸、耻骨上、下腹部、腰骶部、腹股沟部。一般呈持续钝痛。

(3)精神紧张:可有头晕、全身乏力、失眠、多梦等症状。

(4)部分患者有血精及射精痛。

(5)性功能方面:一般性功能不受影响,性功能异常不是慢性前列腺炎的特异性表现。

2.辅助检查

(1)直肠指诊及前列腺液检查:前列腺可增大、缩小或正常,质地不均,有压痛。前列腺液镜检每高倍视野白细胞在 10 个以上,或偶见成堆脓细胞伴卵磷脂小体明显减少。

(2)细菌学检查:做分段尿及前列腺液培养。方法:清洗阴茎头及包皮后,留取起始尿 5~10mL(VB1),中段尿 20~30mL(VB2),前列腺按摩后滴出的前列腺液(EPS)及按摩后起始尿 5~10mL(VB3),4 个标本分别作细菌培养、菌落计数与药物敏感试验。细菌性前列腺炎 EPS 及 VB3 的细菌计数高于 VB1 和 VB2。

(二)治疗

(1)向患者说明此病为常见病,病程缓慢,应消除顾虑,建立信心,配合治疗。

(2)生活要规律,适当锻炼,增强体质,忌饮酒及辛辣刺激性饮食。

(3)避免久坐或长时间骑车,每晚热水坐浴,保持适当的、规律的性生活。体育锻炼对症状重的患者有转移注意力的效果。

(4)当前列腺液黏稠、白细胞较多时,可定期做前列腺按摩,以利于前列腺液引流。

(5)药物治疗:抗菌药物宜选用易穿透前列腺屏障的药物,如喹诺酮类、复方新诺明等,当考虑有支原体或衣原体感染时,可选用四环素、多西环素等。同时可应用 α 受体阻断剂对症治疗。前列腺痛由于无致病微生物感染,抗菌药物治疗无效,主要应用 α 受体阻断剂以及解痉、镇痛药物缓解症状。

三、附睾炎

附睾炎多见于青壮年,常由前列腺炎、精囊炎或长期留置导尿管,细菌经射精管逆行蔓延至附睾而引起。附睾炎可分为急性和慢性,多为单侧发生,亦可累及双侧。致病菌多为大肠埃希菌、变形杆菌、葡萄球菌等。

(一)诊断

1.临床表现

(1)急性附睾炎发病急,发病前可有膀胱炎、前列腺炎等症状,发病时患侧阴囊疼痛,可放射至同侧腹股沟和腰部,伴有高热、寒战、全身不适。

(2)阴囊皮肤红肿,附睾肿胀,体积增大,精索增粗,触痛明显。

(3)并发睾丸炎时,附睾与睾丸界限不清。急性附睾炎有时需与睾丸扭转及睾丸肿瘤等鉴别。

(4)慢性附睾炎表现为患侧阴囊不适、坠痛,性生活后加重。附睾局限性硬结,与睾丸界限清楚,有轻度压痛,同侧输精管可增粗。慢性附睾炎需与附睾结核、阴囊内丝虫性肉芽肿等鉴别。

2.辅助检查

(1)血常规化验:急性期白细胞总数及中性粒细胞数升高。

(2)B超检查:可显示附睾肿大及炎症范围。同时对本病与睾丸扭转的鉴别有较大帮助。

(二)治疗

(1)急性期应卧床休息,多饮水,避免性生活。托起阴囊,早期宜冷敷,继以热敷或温水坐浴。

(2)选用有效抗菌药物治疗,如广谱青霉素类、喹诺酮类、头孢菌素类或其他有效抗菌药物,疗程为 4 周。

(3)慢性附睾炎的防治以治疗并存的前列腺炎、精囊炎为主。

(4)如形成脓肿,可切开引流。

(5)疼痛剧烈、持久、反复发作或形成脓肿者可行患侧附睾切除术。

四、急性化脓性睾丸炎

急性化脓性睾丸炎是由葡萄球菌、大肠埃希菌、链球菌等致病菌引起的睾丸非特异性感染。感染途径以上行性感染多见。

(一)诊断

1.临床表现　突发阴囊和睾丸红、肿、热、痛,常伴有发热。体检发现阴囊红肿,睾丸有明显压痛。若形成脓肿,则触之有波动感。

2.辅助检查

(1)实验室检查:血常规有白细胞升高,血培养可能有致病菌生长。

(2)B超检查:可见睾丸增大,血流丰富。

(二)治疗

(1)卧床休息,托起阴囊,早期冰袋冷敷可防止肿胀,晚期局部热敷可加速炎症吸收。

(2)应用抗菌药物。

(3)已形成睾丸脓肿者应切开引流,睾丸严重破坏时行睾丸切除。

五、腮腺炎性睾丸炎

腮腺炎性睾丸炎是由腮腺炎病毒经血行进入睾丸引起,病程一般7～10d。

(一)诊断

常有急性流行性腮腺炎病史,主要表现为阴囊肿痛,伴畏寒、发热、恶心、呕吐等全身症状。体检发现阴囊红肿,一侧或双侧睾丸肿大,有明显触痛。能区分睾丸和附睾。2个月后睾丸萎缩。当时腮腺肿胀,可见腮腺管口红肿等改变。

(二)治疗

1.一般治疗　卧床休息,抬高阴囊,局部冷敷。

2.药物治疗　抗菌药物无效,可应用抗病毒药物。可用1%利多卡因20mL作精索封闭,以缓解睾丸肿胀和疼痛,亦有改善睾丸血运,保护睾丸生精功能的作用。

六、精囊炎

精囊炎多由尿道炎或前列腺炎直接蔓延所致。致病菌以大肠埃希菌、葡萄球菌为多见。

（一）诊断

1.临床表现

（1）急性精囊炎常有寒战、发热、全身不适。

（2）慢性精囊炎症状类似慢性前列腺炎。下腹部疼痛可放射至腹股沟、会阴部。

（3）合并尿道炎时可出现尿频、尿急、尿痛、排尿困难、血尿及尿道稀薄分泌物等症状。

（4）射精时疼痛或有血精。

（5）体格检查下腹部有压痛，直肠指检前列腺旁有触痛。

2.辅助检查　精液检查镜下有多数红细胞，有时可见白细胞及死精子。

（二）治疗

（1）精囊炎急性发作期应适当休息，热水坐浴，禁忌房事，禁忌局部按摩。

（2）应用抗菌药物。

（3）慢性期可作前列腺精囊按摩，促进引流，每周 1 次。

（4）中医中药治疗。

第三章　性传播疾病

　　性传播性疾病(STD)是指通过不洁性交或以性接触为主要传染方式而致的疾病。其大致分为两大类：一类指主要通过性接触传播的疾病，如梅毒、淋病、非细菌性尿道炎、软下疳、性病性淋巴肉芽肿及腹股沟肉芽肿；另一类指可通过性接触传染的疾病，包括艾滋病(AIDS)，尖锐湿疣，生殖器疱疹，生殖器念珠菌病，阴道毛滴虫病，细菌性阴道炎，阴虱病，弓形虫病，巨细胞病毒感染等，这类疾病也可以通过其他途径传播。

第一节　淋病

　　淋病是性传播疾病的主要病种之一，是由淋病奈瑟菌所致的急性或慢性泌尿生殖系统化脓性炎症性传染病。无并发症淋病的主要临床表现在男性为尿道炎，在女性为宫颈炎。临床上还有近20%的男性和60%的女性感染者无明显症状，称为无症状性淋病。淋病也可入血形成全身性或系统性感染，引起如菌血症、关节炎、心内膜炎、脑膜炎、腱鞘炎等并发症。

　　淋病主要通过性交传染，最常见于性活跃的中青年，发病率男性高于女性。淋病在全世界分布不均，感染率最高的地区，如次撒哈拉非洲、南亚、东南亚、加勒比和拉丁美洲，常是西方工业化国家的10倍。在我国，自20世纪70年代末，淋病发病率逐年增加，1991～2000年全国淋病年均增长10.69%，但淋病所占构成在逐年减少，1991年为65.22%，至2000年下降至33.25%。

一、病因

　　淋病的病原菌为淋病奈瑟双球菌，在光镜下为典型的革兰阴性双球菌，有菌毛。淋病奈瑟球菌不耐干热和寒冷，干燥环境下1～2h死亡，或加热(55℃)5min即死亡。淋病奈瑟球菌对一般消毒剂的抵抗力很弱，1：4000硝酸银、1%苯酚、1%升汞等均可在1～10min内将其杀死。

　　人类是淋病奈瑟球菌唯一的天然宿主，患者及无症状带菌者是淋病的主要传染源。传播途径有：

1.**性交传染**　是淋病主要的传播形式。淋球菌无须借助黏膜的损伤,可直接附着在完整的黏膜上而发病。

2.**非接触性传染**　淋病奈瑟球菌虽然不耐寒热和干燥,但在温暖、潮湿的环境下可存活1～2d或更长时间,通过接触急性淋病患者分泌物污染的衣裤被褥及日常用具(沐浴厕所用具及手术器具等)就有可能染上淋病。这主要发生于女孩。患有淋病的孕妇分娩时,经过产道可感染新生儿引起急性淋菌性眼结膜炎。

二、病理

男性尿道外口及舟状窝为鳞状上皮细胞,对淋病奈瑟球菌的抵抗力强。阴茎部及球部尿道为柱状上皮,对淋病双球菌抵抗力较弱,而且有很多小窝及腺体,细菌易于在其内滋生。女性尿道外口、阴道及子宫口为鳞状上皮细胞,子宫颈和尿道中段为柱状上皮。因此在男性,淋球菌主要累及前尿道的柱状上皮,女性则侵犯子宫颈管和尿道中段柱状上皮。

淋球菌在尿道和宫颈管的柱状上皮内繁殖,引起受染部位的急性化脓性炎症,并产生大量的脓性分泌物,由尿道排出,也可积聚在隐窝及腺体内堵塞腺管口,使感染加重。如果全身情况差、抵抗力弱,或因其他原因,细菌可经血行扩散至全身,引起菌血症等并发症。

男性早期病变多局限在前尿道,但因揉捏、挤压等原因,病变可向后尿道扩散,引起后尿道炎、尿道球腺炎、前列腺炎等。感染常经射精管逆行发生精囊炎、附睾炎等导致男性不育。

慢性淋病尿道黏膜有水肿、肉芽组织增生等,有的上皮有息肉样变。淋病性尿道腺炎、尿道球腺炎及前列腺炎又常是尿道慢性感染的病灶。在慢性期,由于纤维组织的逐渐形成,可发生长段前尿道狭窄。

三、临床表现

淋病的潜伏期为1～14d,平均4～5d。人体感染淋球菌后,在男性约20％,女性60％可不出现症状。

(一)男性淋病

1.急性淋病

(1)急性前尿道炎:平均在感染后3～5d开始出现症状,首先表现为急性前尿道炎:尿道外口灼热、瘙痒及疼痛,尿道外口出现稀薄而透明的分泌物,1～2d后分泌物变为黏稠,呈黄白色脓性,可有尿道刺激症状,尿道疼痛和尿频。夜间阴茎可有痛性勃起。体检可见尿道外口及阴茎头红肿,触诊前尿道有压痛,挤压尿道口有脓液流出。

(2)急性后尿道炎:前尿道炎发生后2周,60%的患者病菌可侵犯后尿道,主要症状为尿意窘迫、尿频、尿急,有时因括约肌痉挛可引起排尿困难和尿潴留。尿痛的特点是排尿终末时疼痛或疼痛加剧,呈针刺样,还可有会阴坠痛。当急性淋病性尿道炎并发前列腺炎、精囊炎时,前列腺肿大、压痛。并发尿道球腺炎时,会阴部不适,尿道球腺肿大、压痛。当并发急性附睾炎时,阴囊红肿、疼痛,附睾头、体、尾呈一致性肿大,精索增粗。

2.慢性淋病　急性淋病未治疗或治疗不当,可转变为慢性淋病,容易侵犯尿道球部、膜部和前列腺部。症状轻微,晨起尿道外口有少量浆液痂,指压会阴部或阴茎根部可有少许稀薄黏液流出,少数患者排尿终末尿道刺痛,排尿无力,滴尿。在并发双侧附睾炎后,常常发生不育症。有精囊炎时,可有血精。

(二)女性淋病

女性感染淋球菌后,主要部位在子宫颈,因为淋菌性宫颈炎症状轻微,因此一般仅表现阴道分泌物增多或异常,多呈脓血性,有恶臭,外阴刺痒及烧灼感。女性淋病多发生性交后2~5d,有尿频、尿急、尿痛。检查可见尿道外口红肿,挤压尿道有脓液流出,并发淋球菌性前庭大腺炎,腺体红肿,腺管开口部发红,挤压可有脓性分泌物,少数患者可伴发热等全身症状。阴道黏膜稍红,子宫颈口糜烂,早期未经治疗或治疗不彻底,反复迁延者可引起淋菌性盆腔炎、急性输卵管炎、子宫内膜炎、继发性输卵管卵巢脓肿、盆腔脓肿、腹膜炎等许多并发症。

四、诊断

1.病史、临床表现及体征　绝大多数患者1周内有不洁性交史,临床表现主要是尿道炎和宫颈炎。前者表现为尿频、尿急、尿痛、尿道口有黄色黏稠的脓性分泌物,后者表现阴道、尿道有脓性分泌物及宫颈口红肿。

2.实验室检查

(1)直接涂片:取泌尿生殖道分泌物涂片,行革兰染色镜检,可见多形核白细胞内有革兰阴性双球菌,因为在女性阴道内寄生有其他革兰阴性球菌,此方法对女性患者可能有假阳性,因此女性患者应做淋球菌培养。慢性或复查患者无分泌物,应将不含抑菌物质的藻酸钙拭子伸入尿道外口内2cm,留置10~20s后,旋转一圈采取标本,滚动涂片。女性患者,可将藻酸钙拭子伸入子宫颈2cm取材,滚动涂片。

（2）淋球菌培养：慢性淋病、女性阴道分泌物涂片找到白细胞外革兰阴性球菌或急性淋病治疗效果不佳者，需做淋球菌培养及药敏试验。国内常用巧克力琼脂或血琼脂培养基，均含有抗生素，可选择性地抑制其他细菌标准接种后，在37℃和5％CO_2培养箱中孵育20～24h观察结果。国外多改良用 Thayer-Martim（TM）培养基选择培养，淋病奈瑟球菌培养为诊断淋病的金标准。

（3）聚合酶链反应技术（PCR）：PCR 是建立在扩增淋病奈瑟球菌特异性 DNA 基础上的一种基因诊断方法，可以快速、特异、敏感地检测淋病奈瑟球菌。但 PCR 用于性传播疾病诊断也有其局限性，因样品中只要存在病原体 DNA，便可产生阳性扩增信号，此时病原体可能已经死亡或失去毒力，因此 PCR 阳性只能提示曾经感染，不能完全说明这种疾病存在与否，而且目前因试剂盒、实验室条件、操作技术等因素，其敏感性和特异性差别很大。故 PCR 只可作为 STD 诊断的补充而不能取代传统诊断。

五、治疗

淋病的治疗原则强调早期诊断，早期治疗；正规和合理用药；追踪性伴侣，同时检查治疗；减少耐药菌株的产生；治疗后密切随访，注意同时有无沙眼衣原体、支原体或其他感染。一般治疗包括多饮水，禁辛辣饮食和酒，未治愈期间禁止性生活，污染的内衣裤、被褥、浴巾应消毒并和家人的洗浴用具分开。

美国疾病控制和预防中心淋病治疗推荐方案为：头孢曲松 125mg，单次肌注；或头孢克肟 400mg，单次顿服；或环丙沙星 500mg，单次顿服；或氧氟沙星 400mg，单次顿服；或左氧氟沙星 250mg，单次顿服。

若沙眼衣原体感染未排除，应给予治疗，推荐方案：阿奇霉素 1g，单次顿服；或多西环素 100mg，口服，2 次/天，连用 7d。替代方案：红霉素碱 500mg，口服，4 次/天，连用 7d；或琥乙红霉素 800mg，口服，4 次/天，连用 7d；或氧氟沙星 300mg，口服，2 次/天，连用 7d；左氧氟沙星 300mg，口服，1 次/天，连用 7d。

下列患者并不推荐用喹诺酮方案：①和男性发生性关系的男性（MSM）患者；②患者或性伴侣最近到国外旅行过；③加利福尼亚州或夏威夷居住的患者；④耐喹诺酮淋病奈瑟菌（QRNG）流行地区感染的患者。但可以用以下推荐治疗方案：头孢曲松 125mg，单次肌注；或头孢克肟 400mg，单次顿服。若沙眼衣原体感染未排除，应给予治疗，替代方案：大观霉素 2g，单次肌注；或头孢曲松 125mg，单次肌注；或头孢克肟 400mg，单次顿服；或头孢唑肟 500mg，单次肌注；或头孢西丁 2g，单次肌注，并口服丙磺舒 1g；或头孢呋辛酯，500mg，单次肌注；或加替沙星 400mg，单次顿服;或诺氟沙星 800mg,单次顿服;或洛美沙星 400mg,单次顿服。

阿奇霉素 2g,口服治疗单纯性淋病有效,阿奇霉素 1g,口服治疗单纯性淋病易产生耐药性。考虑到应用阿奇霉素治疗的费用、服药后患者的胃肠道反应和易产生耐药性,故不推荐口服阿奇霉素治疗淋病。

目前在抗生素选择性压力的作用下,淋病奈瑟球菌对大多数抗生素产生耐药。淋病奈瑟球菌已对青霉素高度、普遍耐药。世界卫生组织西太平洋地区淋病奈瑟球菌耐药监测计划(WHO WPR GASP)2001 年度报告中指出产青霉素酶淋病奈瑟球菌及染色体介导的耐青霉素淋病奈瑟球菌在该地区仍然保持着广泛的流行。其中以老挝(96%)、韩国(88%)、菲律宾(86%)、中国(85%)最为严重。耐喹诺酮淋病奈瑟球菌感染在世界许多地区包括北美散发流行,而在亚洲部分地区有蔓延现象,近年来耐氟喹诺酮类药物淋病奈瑟球菌增长迅速且严重。WHO WPR GASP 2001 年度报告中指出耐氟喹诺酮类药物淋病奈瑟球菌在柬埔寨(64%)、中国(97.9%)、日本(78.0%)、韩国(92.6%)等地区广泛流行。在泰国,1998 年对环丙沙星的耐药率为 13.8%,而 1999 年上升为 25.4%。其 MIC 从 $1.0\mu g/mL$ 上升到 $32.0\mu g/mL$,环丙沙星已不再作为治疗淋病的推荐药物,可以预见喹诺酮类药物将逐渐对治疗淋病奈瑟球菌感染失效。淋病奈瑟球菌对第三代头孢菌素敏感性较高,但近年来由于头孢菌素的广泛应用,其敏感性逐渐下降。WHO WPR GASP 2001 年报告中指出新加坡、中国、澳大利亚都已观察到淋病奈瑟球菌对第三代头孢菌素敏感性下降。大观霉素耐药率较低,至今仍是治疗淋病的第一线药物。WHO WPR GASP 2001 年度报告中,对大观霉素耐药的淋病奈瑟球菌的报道柬埔寨仅 1 例、中国 3 例,对大观霉素敏感性下降的淋病奈瑟球菌,越南报道 2 例。瑞典 1998~1999 年间淋病奈瑟球菌的监测结果表明对大观霉素全部敏感。

治疗结束后 1~2 周复查,治愈标准为:①症状、体征全部消失;②在治疗结束后第 4~第 7d 从尿道取材(或前列腺按摩),女性从宫颈和尿道取材,做分泌物涂片和淋病奈瑟球菌培养,连续 2 次均为阴性。

预后:淋病患者在急性期及时正规治疗可完全治愈。单纯无并发症淋病经单剂大剂量药物治疗,绝大多数是可以治愈的。如治疗不及时,或不彻底,可产生并发症,如不孕、不育、尿道狭窄、女性盆腔炎性疾病及播散性淋病。因此,应尽量在急性期彻底治愈。

第二节　尖锐湿疣

尖锐湿疣(CA)，又称生殖器疣、性病疣，是一种呈表皮瘤样增生的病毒疣，是由人类乳头状瘤病毒(HPV)引起的一种性传播性疾病，好发于生殖器、外阴及肛门。尖锐湿疣在我国性病发病率中占第二位。

一、病因

HPV属DNA病毒，具有种属特异性。人体皮肤及黏膜的复层鳞状上皮是HPV的唯一宿主。已经证实人类乳头瘤病毒有60种以上的抗原型，其中至少有10个类型与尖锐湿疣有关，最常见的是6型和11型。HPV在温暖潮湿的环境中特别易生存增殖，故男女两性的外生殖器是最易感染的部位。

尖锐湿疣的HPV感染通过性接触传播，接触部位的小创伤可促进感染，3种鳞状上皮(皮肤、黏膜、化生的)对HPV感染都敏感。HPV在皮肤上引起疣赘，在咽部、肛周、尿道黏膜上形成增殖性病变，其病毒型为小型DNA病毒。感染HPV发生病变多数属于良性，能自行消退，但也有少数恶化病例。

二、临床表现

1.发病年龄　多见于性活跃的中青年，发病高峰年龄为20～25岁。

2.潜伏期　潜伏期1～6个月，平均3个月。

3.好发部位　男性最常发生部位依次为冠状沟、包皮系带、龟头、包皮内板、尿道口、阴茎体、肛门等；女性好发部位依次为大小阴唇、阴道口、阴道壁、阴蒂、会阴、子宫颈、尿道口、肛门等部位。生殖器外尖锐湿疣可见于指甲缝间、口腔舌边缘、舌系带、腋窝、乳房等处。

4.典型表现　早期损害常为单个、散在或成群分布的淡红色针头大小丘疹，境界清楚，以后丘疹不断增大，形成乳头状、菜花状或花冠状损害；在潮湿部位，疣体生长迅速，呈多中心分布；若合并细菌感染或局部卫生不良，疣体可发白，带有恶臭。

约5%的患者发生尿道尖锐湿疣，可以单发或者并发。主要累及尿道外口及前尿道末端2cm处，表现为菜花状或乳头瘤样损害。多数患者没有症状，少数患者会出现血尿、尿道分泌物、排尿困难、排尿中断或尿线变细。尿道尖锐湿疣可上行播散，累及尿道任一部分，偶可累及膀胱。

三、诊断

尖锐湿疣的诊断除了不洁性交史外,外阴、肛门等处出现无红晕、无痛无痒的疣状皮疹时,应高度怀疑。尖锐湿疣合并感染时,临床比较难诊断。以下检查有助于诊断。

1.醋酸白试验　用3％～5％醋酸外涂疣体2～5min,病灶部位变白稍隆起,偶可见假阳性。

2.免疫组化检查　取少量病损组织制成涂片,用特异抗人类乳头瘤病毒的抗体作染色。如病损中有病毒抗原,则抗原抗体结合。在过氧化物抗过氧化物酶(PAP)方法中,核可被染成红色。此法特异性强且较迅速,对诊断有帮助。

3.病理学检查　主要为角化不全,棘层高度肥厚,乳头瘤样增生,表皮突增厚、延长,其增生程度可似假性上皮瘤样。

4.基因诊断　迄今HPV难以用传统的病毒培养及血清学技术检测,主要实验诊断技术是核酸杂交。PCR方法具有特异、敏感、简便、快速等优点,可做出诊断。

5.尿道膀胱镜及阴道镜检查　尿道膀胱镜检查有助于发现男性患者尿道内的病灶,阴道镜检查有助于发现女性患者阴道内的病灶。阴道镜是特殊的放大镜,可放大20～40倍,主要用于对宫颈阴道部黏膜的观察、外阴及阴道上皮的检查,对宫颈上皮的亚临床感染、癌前期病变的早期发现有很大帮助。患者在检查的24h内应避免阴道冲洗及性交。宫颈以3％～5％醋酸液浸湿的纱布敷贴3min后以阴道镜检查将有助于发现HPV的亚临床感染。对境界清楚的白色斑片或斑点,应进一步取材作组织病理学检查。

四、治疗

由于目前没有特效的抗病毒药物,尖锐湿疣的治疗必须采用综合治疗。控制性病是预防CA的最好方法,目前尚无有效疫苗。在治疗尿道尖锐湿疣的时候同时治疗其他病灶,可选择全身治疗。

(1)经尿道电切、钬激光、光动力治疗(PDT)等手术治疗,可以有效去除疣体,但复发率高,须配合药物灌注。

(2)药物疗法:用氟尿嘧啶(5-FU)、噻替哌尿道灌注等,可降低尿道尖锐湿疣的复发率。

(3)免疫疗法:①干扰素诱导剂:可用聚肌胞及梯洛龙。聚肌胞每日注射2mL,连用10d,停药1～2个月后,再继续用药。梯洛龙每日3次,每次300mg,停药4d,或隔日口服600mg。②干扰素、白介素Ⅱ、灵杆菌素、利百多等联合应用。

第三节 梅毒

梅毒是由苍白螺旋体引起的慢性全身性传播性疾病,可侵犯任何年龄的人体全身任何器官。梅毒主要通过性交传染,也可通过胎盘传染给胎儿,危害性极大。

一、临床表现

1.一期梅毒(硬下疳) 硬下疳大多发生于感染梅毒螺旋体后 2～4 周,常见于外生殖器,发生率为 2%～10%。通常出现于梅毒螺旋体侵入部位,早期表现为较小的红色丘疹或浅表糜烂,数日内形成溃疡。典型损害为单发或多发圆形或卵圆形溃疡,直径 1～2cm,稍隆起于表面,境界清楚,基底浸润发硬,触之呈软骨样,挤压有稀薄的浆液性液体渗出。发病 1～2 周后,单侧或双侧腹股沟淋巴结肿大,质地较硬,不痛,与周围组织不粘连。肿大的淋巴结较硬下疳愈合晚,可持续 1～2 个月。

硬下疳也可表现为多发、小而浅的损害,临床类似于生殖器疱疹。发生于包皮内的硬下疳常引起包皮水肿或阴茎肿胀,包皮不能上翻。女性硬下疳可引起阴唇水肿。

2.二期梅毒 通常出现在感染后 7～10 周,或一期梅毒出现后的 6～8 周,大约 1/3 有早发二期梅毒的患者仍有一期梅毒的存在。二期梅毒损害主要由于苍白螺旋体的全身播散和宿主的免疫反应所致。如果未治疗,二期梅毒的特征可在 2 年内自发出现和消退。

(1)皮肤损害:90%的复发梅毒疹发生在感染后 1 年以内。除血清学复发外,最常见者为皮肤黏膜损害的复发,皮损数目较少,分布局限不对称,皮疹有群集倾向或呈环形,好发于肛周、脐周、腋窝、阴部及掌跖部。

①斑疹性梅毒疹(梅毒性玫瑰疹):出现于硬下疳后 5～8 周,占二期梅毒的 70%～80%。最先见于躯干两侧,稍后出现于胸腹及肢体近端,面部受累较少。皮疹呈圆形或卵圆形,直径约 0.5cm,玫瑰红色或淡红色,周边可见圆领状脱屑,运动或热水浴后更加明显。斑疹常无自觉症状,经 2～3 周后可自行消退,不留痕迹,或偶有轻度炎症后色素沉着或色素减退。

②丘疹性梅毒疹:丘疹为二期梅毒最为常见及最具特征性的皮肤表现,通常发生于感染后 2～4 个月,常发生于斑疹后,亦可与其同时出现。丘疹可广泛地分布于全身各处,呈扁平状或尖顶状,光滑,直径 0.5～1cm,色黯红或呈褐色,表面可有

少许鳞屑，触之有压痛。丘疹性损害形态多样，发生在掌跖部的损害多为扁平或稍隆起皮面，铜红色或黯红色，上覆少许鳞屑，对诊断具有特征性。发生于阴唇、肛周及臀部等摩擦部位的丘疹，易于融合形成基底较宽、隆起于皮面的斑丘疹，呈白色或灰色，表面潮湿有较多的分泌物，内含大量梅毒螺旋体，具有很强的传染性，称为扁平湿疣，也是梅毒的特征性皮损之一。

③脓疱性梅毒疹：临床较少见，常见于营养不良、抵抗力弱的患者。全部二期梅毒疹中，该型发生率低于2％，继发于丘疹或斑丘疹，多见于面部或头皮。

④其他损害：梅毒白斑等。

(2)黏膜损害：约1/3的梅毒患者可有黏膜改变，较为特征性的损害是黏膜斑，与皮疹同时出现，呈扁平或轻度隆起的圆形糜烂面，边缘清楚，表面有灰白色假膜。黏膜斑可见于生殖器黏膜，如女性小阴唇、阴道、宫颈或男性阴茎头或包皮内侧等。如未继发细菌感染，黏膜损害无明显疼痛，但其分泌物内含有大量螺旋体，传染性极强，且治疗后易复发。

(3)梅毒性脱发：二期梅毒病程的后期，通常在6个月后，可出现暂时性的脱发，病变区毛发呈虫蚀状、多发性毛发脱落区，常发生于头的枕部及侧面，可伴有睫毛、眉毛脱落。梅毒性脱发为暂时性，无论治疗与否，均可自行恢复。

(4)其他损害：侵犯骨及关节可发生骨膜炎、骨髓炎和关节炎，表现为夜间及休息时疼痛加重，白天及活动时疼痛减轻；侵犯神经发生无症状或有症状神经梅毒。这些病变的发生率远较皮肤黏膜损害少，而且症状较轻，治疗后可恢复。

3.三期梅毒(晚期梅毒)　早期梅毒若未经治疗或治疗不规则，经过一定潜伏期后(2～4年)，约40％的患者可发展成晚期梅毒。本期传染性小或无传染性，但损害破坏性大，甚至危及生命，如心血管及神经梅毒。

(1)皮肤损害：约16％未经治疗的晚期患者可出现皮肤病变，其特点为损害数目少，破坏性大，分布不对称，愈后常留有萎缩性瘢痕。临床主要分为3型：①结节性梅毒疹：见于身体任何部位，单发或多发，开始为无痛小结节，逐渐增大质硬，色黯红，有浸润。多发损害常成簇排列，消退后遗留萎缩性瘢痕。②皮肤树胶肿：开始表现为无痛的皮下结节，破溃后形成溃疡，排出黏稠胶状物质，并向周围浸润，或自愈。③近关节结节：少见，发生于大关节附近的皮下结节，质硬，皮肤颜色正常，无明显自觉症状，病程缓慢，经治疗后可逐渐消退。

(2)黏膜损害：口腔、舌、软腭、鼻为好发部位。病变呈结节性树胶肿，单发或多发，位于黏膜下组织或更深，引起硬腭穿孔、鼻变形等。

(3)骨损害：常发生于感染后5～10年，包括骨、关节和肌肉腱鞘的增生性损害。临床表现为骨关节疼痛,夜间加重,病程缓慢,可自愈。

(4)心血管梅毒:一般发生于感染后10~20年未经治疗的梅毒患者,男性多于女性,表现为梅毒性主动脉炎、主动脉瓣闭锁不全、动脉瘤、心肌树胶肿等。

(5)神经梅毒:可发生于梅毒的任何阶段,大部分患者为无临床表现但脑脊液异常的无症状神经梅毒。早期神经梅毒常发生于感染1年以内,主要表现为脑膜炎症状。脑(脊)膜血管梅毒多发生于感染后的4~7年,引起中枢神经系统血管内栓塞,可出现偏瘫、失语、耳聋等。实质性神经梅毒通常发生于感染10年以后,表现为脊髓痨、麻痹性痴呆等。

(6)其他内脏梅毒:消化道、呼吸道及泌尿生殖系统均可发生晚期梅毒,但临床较少见。

4.先天性梅毒 又称胎传梅毒,是由感染梅毒的母亲传染胎儿所致,发生机制为母亲血液中的梅毒螺旋体通过胎盘进入胎儿的血循环,造成胎儿感染。由于胚胎细胞滋养层的屏障作用可保护胎儿免受感染,所以胎传多发生于怀孕3个月以后。临床表现与成人梅毒类似。

二、诊断

梅毒的诊断必须根据病史、临床症状、体检及实验室检查等进行综合分析,慎重做出诊断。

应注意感染史、婚姻史、妊娠史、生育史等。对胎传梅毒应了解生母梅毒病史。应作全面体格检查,注意全身皮肤、黏膜、骨骼、口腔、外阴、肛门及表浅淋巴结等部位,必要时进行心脏血管系统及其他系统检查及妇科检查等。

实验室检查:

1.暗视野显微镜检查 皮肤黏膜损害或淋巴结穿刺液可见梅毒螺旋体。

2.梅毒血清学试验 ①非梅毒螺旋体抗原结合试验,如性病研究实验室试验(VDRL)和快速血浆反应素环状卡片试验(RPR)等,为筛查试验。如感染不足2~3周,非梅毒螺旋体抗原试验可为阴性,应于感染4周后复查。②梅毒螺旋体抗原结合试验,如荧光密螺旋体抗体吸收试验(FTA-ABS)与梅毒密螺旋体血凝试验(TPHA)等,为确诊试验。

三、治疗

1.早期梅毒(包括一期、二期梅毒及早期潜伏梅毒)

青霉素疗法:①苄星青霉素G(长效西林)240万U,分两侧臀部肌注,1次/周,共 2～3 次。②普鲁卡因青霉素 G 80 万 U/日,肌注,连续 10～15d,总量 800 万～1200万 U。

对青霉素过敏者:①盐酸四环素 500mg,4 次/日,连服 15～30d。②多西环素 100mg,2 次/日,连服 15d。

2.晚期梅毒(包括三期皮肤、黏膜、骨骼梅毒,晚期潜伏梅毒)及二期复发梅毒

青霉素疗法:①苄星青霉素 G 240 万 U,1 次/周,肌注,共 3 次。②普鲁卡因青霉素 G 80 万 U/日,肌注,连续 20d。

对青霉素过敏者:①盐酸四环素,500mg,4 次/日,连服 30d。②多西环素 100mg,2 次/日,连服 30d。

3.心血管梅毒　应住院治疗,如有心衰,待心功能代偿后开始治疗。为避免吉海反应,从小剂量开始注射青霉素,如水剂青霉素 G,首日 10 万 U,1 次/日,次日 10 万 U,2 次/日,第 3 日 20 万 U,2 次/日,肌注。

青霉素过敏者,应用四环素 500mg,4 次/日,连服 30d。

4.神经梅毒　应住院治疗,为避免治疗中产生吉海反应,在注射青霉素前一天口服泼尼松,每次 10mg,2 次/日,连服 3d。

(1)水剂青霉素 G,每天 1200 万 U,静脉点滴(每 4h 200 万 U),连续 14d。

(2)普鲁卡因青霉素 G,每天 120 万 U,肌内注射;同时口服丙磺舒每次 0.5g,每天 4 次,共 10～14d。必要时再用苄星青霉素 G,240 万 U,1 次/周,肌注,共 3 周。

5.妊娠期梅毒　①普鲁卡因青霉素 G,80 万 U/日,肌注,连续 10d 一疗程。妊娠初 3 个月内,注射一疗程,妊娠末 3 个月注射一疗程。②对青霉素过敏者,用红霉素治疗,每次 500mg,4 次/日,早期梅毒连服 15d,二期复发及晚期梅毒连服 30d。妊娠初 3 个月与妊娠末 3 个月各进行一个疗程(禁用四环素及多西环素),但所生婴儿应用青霉素补治。

6.先天梅毒(胎传梅毒)

(1)早期先天梅毒(2 岁以内):①水剂青霉素 G,每日 5 万 U/kg 体重,分 2 次肌注或静滴,共 10d。②普鲁卡因青霉素 G,每日 5 万 U/kg 体重,肌注,共 10d。③苄星青霉素 5 万 U/kg 体重,一次注射,适用于脑脊液正常者。

(2)晚期先天梅毒(2 岁以上):①普鲁卡因青霉素 G,每日 5 万 U/kg 体重,肌注,连续 10d 为一疗程,总量不超过成人剂量。②对青霉素过敏者可用红霉素,每日 7.5～12.5mg/kg 体重,分 4 次服,连服 30d。

7.梅毒治愈标准　治愈标准有二,即临床治愈及血清治愈。

（1）临床治愈：一期梅毒（硬下疳）、二期梅毒及三期梅毒（包括皮肤、黏膜、骨骼、眼、鼻等）损害愈合消退，症状消失。

（2）血清治愈：抗梅毒治疗后 2 年以内梅毒血清学反应（非梅毒螺旋体抗原试验，如 VDRL、RPR 等）由阳性转变为阴性，脑脊液检查阴性。

第四节　性病性淋巴肉芽肿

性病性淋巴肉芽肿（LGV），又称腹股沟肉芽肿，是由沙眼衣原体感染引起的慢性性传播疾病，主要侵犯外生殖器、腹股沟淋巴结、肛门、直肠。其基本的病理过程是栓塞性淋巴管炎和淋巴管周围炎。主要发生于热带及亚热带地区，我国较少见。潜伏期为 5～21d，平均 10d。

1.早期生殖器疱疹　在生殖器部位，如男性的冠状沟、包皮内侧、龟头或尿道口；女性的阴唇、阴道或子宫颈，出现针头大或黄豆大的丘疱疹或小水疱，并很快破溃形成溃疡，称之为"初疮"。一般不痛、不痒，数天后即可自行愈合而不留瘢痕。

2.中期淋巴结病　初疮后 1～4 周，单侧腹股沟淋巴结开始肿大，坚硬并有触痛。肿大的淋巴结开始时常孤立，以后相互粘连融合成团。少数患者因腹股沟韧带将其上下方肿大的淋巴结分开，致使皮肤呈现槽状沟，称"沟槽症"。患者还可有发热、头痛、关节痛等全身表现。

3.晚期生殖器象皮肿和直肠狭窄　发病 1～2 年后，由于生殖器部位淋巴管慢性炎症，女性阴唇，男性阴茎和阴囊反复溃疡、结疤。由于瘢痕收缩可引起直肠狭窄。少数淋巴结炎严重者，由于慢性淋巴管炎可导致会阴部皮肤发生象皮肿，致使局部皮肤呈疣状增生及息肉样改变。

诊断上，根据临床表现和流行病学，必要时行沙眼衣原体检测，同时排除其他病因，即可诊断。

推荐治疗方案为多西环素 100mg/次，2 次/日，连服 21d。替代方案为红霉素500mg/次，4 次/日，连服 21d。

性病性淋巴肉芽肿局部治疗可外用水清洗外阴，淋巴结软化有波动（脓肿）形成者可在损害上方穿刺吸引脓液，并注入抗生素。因其不易愈合，一般不宜行切开引流术，以免瘘管形成，不利愈合。对溃疡较深者，可切除坏死的淋巴结。对有阴道或直肠狭窄者，可定期扩张。

第五节　软下疳

软下疳是由杜克雷嗜血杆菌引起的一种性传播性疾病,特点是生殖器发生一个或多个溃疡,常伴有腹股沟淋巴结肿大、局部炎症、明显疼痛和化脓。潜伏期为1～6d,少数1～2周。

一、诊断

需要在特殊培养基上发现杜克雷嗜血杆菌才能确诊软下疳,但其敏感性<80%。疼痛性生殖器溃疡合并有触痛的化脓性腹股沟淋巴结肿提示软下疳。

符合下列标准者可诊断为软下疳:①患者有一处或更多处疼痛性生殖器溃疡;②在溃疡出现7d之后,对溃疡渗出物进行暗视野显微镜检查或梅毒血清学检测,未发现梅毒螺旋体感染的证据;③生殖器溃疡和局部淋巴结肿大是软下疳的典型临床表现;④溃疡渗出物HSV检测阴性。

二、治疗

软下疳全身治疗推荐方案包括:①阿奇霉素1g,单次口服;②头孢曲松250mg,单次肌注;③环丙沙星500mg/次,2次/日,连服3d(妊娠及哺乳期妇女禁用);④红霉素500mg/次,3次/日,连服7d。

软下疳局部治疗:对于未破溃的丘疹或结节,外敷红霉素软膏;对于已形成的溃疡,可用过氧化氢冲洗,然后外敷红霉素软膏,同时做好局部清洁消毒;对于淋巴脓肿,宜在远处正常皮肤穿刺潜行刺入脓腔抽吸脓液,并注入阿奇霉素。

第六节　生殖器疱疹

生殖器疱疹(GH)是单纯疱疹病毒(HSV)侵犯生殖器部位的皮肤和黏膜引起的一种常见的性传播性疾病,易复发,主要通过性传播传染。

一、临床表现

1.初发感染　初发感染者中80%～90%为隐性感染,可分为原发感染及非原发感染。

(1)原发感染:潜伏期2～10d,平均为6d。男性多发于龟头、冠状沟、尿道口及阴茎体皮肤;同性恋者可发生于肛门和直肠;女性多发于阴唇、阴蒂、阴道和宫颈。典型表现为水疱、脓疱、溃疡及尿道炎,但也可表现为生殖器部位的裂隙或裂纹、非特异性红斑、硬结及细小的线状溃疡等不典型损害。症状至少持续1~2周,经过一段时间后损害部位结痂、愈合。

(2)非原发感染:有HSV感染史,而且血清中有抗HSV抗体。其症状较原发感染轻。

2.复发感染　在原发性生殖器疱疹患者中约有60%的患者在1~4个月内复发。复发的诱因多为疲劳、月经来潮、性交过频等。发作时先有局部麻刺感、疼痛和瘙痒等前驱症状,每次复发往往在同一部位出现水疱,但比初发者轻,通常10d左右消退。

3.亚临床型HSV感染　即无症状生殖器疱疹,一般认为50%以上生殖器HSV-1感染和70%~80%生殖器HSV-2感染无症状。患者具有生殖器疱疹的裂隙、细小线状溃疡等不典型表现,易忽略。亚临床型生殖器疱疹患者是生殖器疱疹的主要传染源。

4.HSV潜伏感染　HSV具有嗜感觉神经节而形成潜伏感染状态的特性,HSV感染生殖器部位皮肤黏膜后常潜伏在骶神经根区。免疫抑制或免疫缺陷及HIV感染可导致HSV再活动频繁。潜伏感染是生殖器疱疹复发的根本原因,消除HSV潜伏感染是预防和控制生殖器疱疹的关键。

5.孕妇及新生儿HSV感染　妊娠早期3个月感染,可导致胎儿异常或死胎。在分娩过程中,当胎儿经过产道可被传染。新生儿疱疹常在出生后4~6d发病,轻者表现为口腔、皮肤和眼部疱疹,重者可出现中枢神经系统和全身内脏的血行播散感染。

二、诊断

许多生殖器疱疹感染者没有典型的多发疼痛性水疱或溃疡,因此,其临床诊断需由实验室检查来证实。

1.病毒学检测　病毒学检测应首选细胞培养,但该方法敏感性低。检测HSV DNA的PCR方法敏感性虽较高,但仅用于检测脊髓液HSV以诊断中枢神经系统HSV感染。因为病毒呈间歇性排出,故培养或PCR未发现HSV者不能排除HSV感染。

2.型特异性血清学检测　准确的型特异性HSV血清学检测方法基于HSV特异性糖蛋白G(HSV-2含糖蛋白G2,HSV-1含糖蛋白G1)。现有的型特异性血清学检测检出HSV-2抗体的敏感性为80%~98%,特异性≥96%。

三、治疗

抗病毒药物对大多数有症状的生殖器疱疹患者有效,是目前的主流治疗。全身给予抗病毒药物可部分控制疱疹发作的症状和体征。然而,这些药物不能根除潜伏的病毒,停药后也不能降低复发危险、频率和严重程度。因局部使用抗病毒药物疗效有限,故不推荐局部用药,而将局部治疗的重点放在防止生殖器疱疹病灶继发感染上,通常使用高锰酸钾坐浴或双氧水溶液浸洗患处,亦可外涂 2% 甲紫溶液。

1.首次发作治疗　推荐方案包括:①阿昔洛韦 400mg/次,3 次/日,连服 7～10d;②阿昔洛韦 200mg/次,5 次/日,连服 7～10d;③泛昔洛韦 250mg/次,3 次/日,连服 7～10d;④伐昔洛韦 1g/次,2 次/日,连服 7～10d。若连续治疗 10d 后溃疡仍未完全愈合,则疗程可延长。

2.复发治疗

(1)抑制治疗:对频繁复发的患者(复发次数≥6 次/年),病毒抑制治疗可使复发危险降低 70%～80%。

推荐方案包括:①阿昔洛韦 400mg/次,2 次/日口服;②泛昔洛韦 250mg/次,2 次/日口服;③伐昔洛韦 500mg/次,1 次/日口服;④伐昔洛韦 1.0g/次,1 次/日口服。

(2)发作治疗:发作治疗应始于出现病变的 1d 之内或出现前驱症状时。

推荐方案包括:①阿昔洛韦 400mg/次,3 次/日,连服 5d;②阿昔洛韦 800mg/次,2 次/日,连服 5d;③阿昔洛韦 800mg/次,3 次/日,连服 2d;④泛昔洛韦 125mg/次,2 次/日,连服 5d;⑤泛昔洛韦 1g/次,2 次/日,服用 1d;⑥伐昔洛韦 500mg/次,2 次/日,连服 3d;⑦伐昔洛韦 1.0g/次,1 次/日,连服 5d。

3.严重感染　对严重 HSV 感染,或有需住院治疗的并发症(如播散性感染、肺炎或肝炎),或有中枢神经系统并发症(如脑膜炎或脑炎)的患者,应给予静脉阿昔洛韦治疗。推荐方案为阿昔洛韦 5～10mg/kg,静脉注射,每 8h 1 次,连用 2～7d,或观察到临床改善后,继之以口服疗法完成治疗(总疗程≥10d)。

第七节　艾滋病

艾滋病,即获得性免疫缺陷综合征(AIDS),是因为感染人类免疫缺陷病毒(HIV)后导致免疫缺陷,并发一系列机会性感染及肿瘤,严重者可导致死亡的综合征。主要通过性传播及体液传播传染。

病原学　HIV属于逆转录病毒科慢病毒属中的人类慢病毒组,分为1型和2型。目前世界范围内主要流行HIV-1。HIV-1为直径约100~120nm的球形颗粒,由核心和包膜两部分组成。核心包括两条单股RNA链、核心结构蛋白和病毒复制所必需的酶类,含有逆转录酶、整合酶和蛋白酶。HIV-1是一种变异性很强的病毒,不规范的抗病毒治疗是导致病毒耐药的重要原因。HIV-2主要存在于西非,目前在美国、欧洲、南非、印度等地均有发现。HIV-2的超微结构及细胞嗜性与HIV-1相似,其核苷酸和氨基酸序列与HIV-1相比明显不同。

HIV在外界环境中的生存能力较弱,对物理因素和化学因素的抵抗力较低。对热敏感,56℃处理30min、100℃20min可将HIV完全灭活。巴氏消毒及多数化学消毒剂的常用浓度均可灭活HIV。如75%的乙醇、0.2%次氯酸钠、1%戊二醛、20%的乙醛及丙酮、乙醚及漂白粉等均可灭活HIV。但紫外线或γ射线不能灭活HIV。

一、流行病学

1.流行概况　WHO报告2010年全世界存活HIV携带者及艾滋病患者共3400万,新感染270万,全年死亡180万人。每天有超过7000人新发感染,全世界各地区均有流行,但97%以上在中低收入国家,尤以非洲为重。专家估计,全球流行重灾区可能会从非洲移向亚洲。中国CDC估计,截止2011年底,我国存活HIV携带者及艾滋病患者约78万人,全年新发感染者4.8万人,死亡2.8万人。疫情已覆盖全国所有省、自治区、直辖市,目前我国面临艾滋病发病和死亡的高峰期,且已由吸毒、暗娼等高危人群开始向一般人群扩散。

2.传染源　HIV感染者和艾滋病患者是本病的唯一传染源。

3.传播途径　HIV主要存在于感染者和患者的血液、精液、阴道分泌物、乳汁中。①性行为:与已感染的伴侣发生无保护的性行为,包括同性、异性和双性性接触。②静脉注射吸毒:与他人共用被感染者使用过的、未经消毒的注射工具,是一种非常重要的HIV传播途径。③母婴传播:在怀孕、生产和母乳喂养过程中,感染

HIV 的母亲可能会传播给胎儿及婴儿。④血液及血制品(包括人工授精、皮肤移植和器官移植)。握手，拥抱，礼节性亲吻，同吃同饮，共用厕所和浴室，共用办公室、公共交通工具、娱乐设施等日常生活接触不会传播 HIV。

4. 易感人群　人群普遍易感。高危人群包括:男性同性恋者、静脉吸毒者、与HIV 携带者经常有性接触者、经常输血及血制品者和 HIV 感染母亲所生婴儿。

二、发病机制

1. 病毒感染过程

(1)原发感染:HIV 需借助于易感细胞表面的受体进入细胞,包括第一受体和第二受体。HIV 进入人体后,在 24～48h 内到达局部淋巴结,约 5d 左右在外周血中可以检测到病毒成分。继而产生病毒血症,导致急性感染。

(2)HIV 在人体细胞内的感染过程:吸附及穿入:HIV-1 感染人体后,选择性地吸附于靶细胞的 CD4 受体上,在辅助受体的帮助下进入宿主细胞。经环化及整合、转录及翻译、装配、成熟及出芽,形成成熟的病毒颗粒。

(3)HIV 感染后的 3 种临床转归:由于机体的免疫系统不能完全清除病毒,形成慢性感染,在临床上可表现为典型进展者、快速进展者和长期不进展者 3 种转归。

2. 抗 HIV 免疫反应　抗 HIV 免疫反应包括特异性免疫和非特异性免疫反应,以特异性免疫反应为主,包括特异性体液免疫和特异性细胞免疫。人体免疫系统主要通过针对 HIV 蛋白的各种特异性抗体、特异性 $CD4^+$ T 淋巴细胞免疫反应和 CTL 直接或分泌各种细胞因子(如肿瘤坏死因子、干扰素等),抑制病毒复制。

3. 免疫病理

(1)$CD4^+$ T 淋巴细胞数量减少:感染 HIV 后体内 $CD4^+$ T 淋巴细胞数量不断减少,分为 3 个阶段:①急性感染期:$CD4^+$ T 淋巴细胞数量短期内一过性迅速减少,大多数感染者未经特殊治疗,$CD4^+$ T 淋巴细胞数可自行恢复至正常水平或接近正常水平;②无症状感染期:$CD4^+$ T 淋巴细胞数量持续缓慢减少,多在 800～350/mm^3 之间,此期持续数月至十数年不等,平均持续约 8 年左右;③有症状期:$CD4^+$ T 淋巴细胞再次较快速减少,多在 350/mm^3 以下,部分晚期患者降至 200/mm^3 以下,并快速减少。

(2)$CD4^+$ T 淋巴细胞功能障碍:主要表现为 T 辅助细胞 1(Th1)被 T 辅助细胞 2(Th2)代替、抗原递呈细胞功能受损、白细胞介素-2 产生减少和对抗原反应活化能力丧失,使 HIV/AIDS 患者易发生各种感染。

（3）异常免疫激活：HIV 感染后，CD4$^+$、CD8$^+$ T 淋巴细胞表达 CD69、CD38 和 HLA-DR 等免疫激活标志物水平异常升高。异常的免疫激活状况不仅可以衡量血浆病毒载量的变化，还可以预测 CD4$^+$ T 淋巴细胞减少的速度。

（4）免疫重建：指经抗病毒治疗后，上述 HIV 所引起的免疫异常改变能恢复至正常或接近正常水平，与艾滋病相关的各种机会性感染和肿瘤的发生率下降，艾滋病患者的死亡率和发病率减少。但抗 HIV 治疗并不能使所有艾滋病患者获得免疫重建，也不能重建抗 HIV 的 CD4$^+$ T 淋巴细胞特异性免疫反应，CD8$^+$ T 淋巴细胞特异性抗 HIV 的能力也下降，这意味着患者需长期维持用药。病理改变包括：①免疫系统病理变化：包括 HIV 相关性淋巴结病，脾脏淋巴细胞的高度耗竭，儿童患者的胸腺过早退化和晚期患者骨髓细胞减少等；②临床病理变化：艾滋病是累及全身多器官及系统的疾病，如皮肤黏膜、淋巴结、眼部、呼吸系统、消化系统、神经系统、泌尿系统等。除免疫系统病变，还包括多系统机会性感染（如病毒、细菌、真菌和原虫）和恶性肿瘤（包括卡波济肉瘤、恶性淋巴瘤和子宫颈癌），构成了艾滋病复杂的临床病理变化。

三、临床表现

我国将 HIV 感染分为急性期、无症状期和艾滋病期。

1.急性期　通常发生在初次感染 HIV 后 2～4 周。临床主要表现为发热、咽痛、盗汗、恶心、呕吐、腹泻、皮疹、关节痛、淋巴结肿大及神经系统症状。多数患者临床症状轻微，持续 1～3 周后缓解。此期在血液中可检出 HIV-RNA 和 P24 抗原，而 HIV 抗体则在感染后数周才出现。CD4$^+$ T 淋巴细胞计数一过性减少，CD4/CD8 比例可倒置。

2.无症状期　可从急性期进入此期，或无明显的急性期症状而直接进入此期。此期持续时间一般为 6～8 年。但也有快速进展和长期不进展者。此期的长短与感染病毒的数量、型别，感染途径，机体免疫状况等多种因素有关。

3.艾滋病期　为感染 HIV 后的最终阶段。患者 CD4$^+$ T 淋巴细胞计数明显下降，多<200/mm^3，HIV 血浆病毒载量明显升高。此期主要临床表现为 HIV 相关症状、各种机会性感染及肿瘤。HIV 相关症状：主要表现为持续 1 个月以上的发热、盗汗、腹泻；体重减轻 10％以上。部分患者表现为神经精神症状，如记忆力减退、精神淡漠、性格改变、头痛、癫痫及痴呆等。另外还可出现持续性全身性淋巴结肿大，其特点为：①除腹股沟以外有两个或两个以上部位的淋巴结肿大；②淋巴结直径≥1cm，无压痛，无粘连；③持续时间 3 个月以上。HIV 相关机会性感染及肿

瘤的常见症状：发热、盗汗、淋巴结肿大、咳嗽咳痰咯血、呼吸困难、头痛、呕吐、腹痛腹泻、消化道出血、吞咽困难、食欲下降、口腔白斑及溃疡、各种皮疹、视力下降、失明、痴呆、癫痫、肢体瘫痪、消瘦、贫血、二便失禁、尿潴留、肠梗阻等。

4.常见的机会性感染　呼吸系统：卡氏肺孢子虫肺炎（PCP）、肺结核、复发性细菌、真菌性肺炎。中枢神经系统：隐球菌脑膜炎、结核性脑膜炎、弓形虫脑病、各种病毒性脑膜脑炎。消化系统：白色念珠菌食管炎，及巨细胞病毒性食管炎、肠炎；沙门菌、痢疾杆菌、空肠弯曲菌及隐孢子虫性肠炎。口腔：鹅口疮、舌毛状白斑、复发性口腔溃疡、牙龈炎等。皮肤、淋巴结：带状疱疹、传染性软疣、尖锐湿疣、真菌性皮炎、甲癣、淋巴结结核。眼部：巨细胞病毒性及弓形虫性视网膜炎。常见肿瘤：子宫颈癌、恶性淋巴瘤、卡波济肉瘤等。

5.疾病危害

（1）对患者自身的危害：目前艾滋病已成为一种可控的慢性病。但仍有相当一部分患者因未及时诊治、病毒耐药或药物的不良反应等原因，而死亡或致残。同时由于社会对感染者的歧视，也常常给感染者带来沉重的精神压力。

（2）对他人的危害：感染者无保护的性行为、多个性伴侣、共用针具静脉吸毒及经过母婴途径等可将病毒传染给其他人。

（3）对家庭及社会的危害：虽然我国早已实施对HIV感染者"四免一关怀"的政策，但晚期并发症的治疗仍可能给家庭和社会带来沉重的经济负担和社会问题。

四、诊断

1.鉴别HIV感染的辅助检查

（1）HIV抗体初筛试验（ELISA）：敏感性高，可有假阳性出现。对于初筛阳性的患者，应经确证试验确证。

（2）HIV抗体确证试验（WB）：WHO规定，只要出现2个env条带即可判定为阳性。

（3）HIV-RNA：敏感性为100%，但偶尔会出现假阳性，但假阳性结果通常低于2000cp/mL，而急性感染期病毒载量通常很高，平均在106cp/mL。

（4）p24抗原检测：有助于早期诊断，灵敏性及特异性均较高。

（5）快速检测试验：可采集全血或毛细血管的血液，一般15～30min可出结果。但假阳性及假阴性率均较高，不作为常规检测。

2.并发症的辅助检查　艾滋病是一种可以累及全身各个器官的疾病，因此总体上可能会涉及所有种类的血液检查、排泄物、分泌物、体液检查（包括尿液、粪便、痰液、肺泡灌洗液、脑脊液、胸水、腹水)、骨髓检查及针对不同部位、不同种类的并发症的影像学检查(包括各部位的超声、X 线、CT、MRI、PET-CT)、活组织病理或细胞学检查(对肿瘤、分枝杆菌、真菌、巨细胞病毒等感染的诊断及鉴别意义重大)。以上检查需要针对每名患者的不同并发症进行选择性检查。

需要特别提到的是,各期的患者,无论病情是否稳定,均需要监测 $CD4^+$ T 淋巴细胞计数和 HIV-RNA,以便及时开始抗病毒治疗和抗病毒用药调整。

3.诊断标准　HIV 感染的诊断:①流行病学史:不安全性生活史、静脉注射毒品史、输入未经抗 HIV 抗体检测的血液或血液制品、HIV 抗体阳性者所生子女或职业暴露史等。②临床表现:各期表现不同。③实验室检查:诊断 HIV 感染必须是经确认试验证实的 HIV 抗体阳性,而 HIV-RNA 和 P24 抗原的检测有助于 HIV/AIDS 的诊断,尤其是能缩短抗体"窗口期"和帮助早期诊断新生儿的 HIV 感染。

(1)急性期:诊断标准:患者近期内有流行病学史和临床表现,结合实验室 HIV 抗体由阴性转为阳性即可诊断,或仅实验室检查 HIV 抗体由阴性转为阳性即可诊断。80%左右 HIV 感染者感染后 6 周初筛试验可检出抗体,几乎 100%感染者 12 周后可检出抗体,只有极少数患者在感染后 3 个月内或 6 个月后才检出。

(2)无症状期:诊断标准:有流行病学史,结合 HIV 抗体阳性即可诊断,或仅实验室检查 HIV 抗体阳性即可诊断。

(3)艾滋病期:原因不明的持续不规则发热 38℃以上,>1 个月;慢性腹泻次数多于 3 次/日,>1 个月;6 个月之内体重下降 10%以上;反复发作的口腔白色念珠菌感染;反复发作的单纯疱疹病毒感染或带状疱疹病毒感染;肺孢子虫肺炎(PCP);反复发生的细菌性肺炎;活动性结核或非结核分枝杆菌病;深部真菌感染;中枢神经系统占位性病变;中青年人出现痴呆;活动性巨细胞病毒感染;弓形虫脑病;真菌感染;反复发生的败血症;皮肤黏膜或内脏的卡波济肉瘤、淋巴瘤。

五、疾病治疗

1.抗 HIV 治疗　高效抗逆转录病毒治疗(HAART)是艾滋病的最根本治疗方法。而且需要终身服药。治疗目标:最大限度地抑制病毒的复制,保存和恢复免疫功能,降低病死率和 HIV 相关性疾病的发病率,提高患者的生活质量,减少艾滋病的传播。

开始抗逆转录病毒治疗的指征和时机:①成人及青少年开始抗逆转录病毒治疗的指征和时机:下列情况之一建议治疗:艾滋病期患者;急性期;无症状 $CD4^+$

T淋巴细胞＜350/mm³；CD4⁺T淋巴细胞每年降低大于100/mm³；HIV-RNA＞105cp/mL；心血管疾病高风险；合并活动性HBV/HCV感染；HIV相关肾病；妊娠。开始HAART前，如果存在严重的机会性感染或既往慢性疾病急性发作，应控制病情，待稳定后再治疗。②婴幼儿和儿童开始抗逆转录病毒治疗的指征和时机：以下情况之一建议治疗：小于12个月的婴儿；12至35个月的婴儿，CD4⁺T淋巴细胞比例＜20％，或总数＜750/mm³；36个月以上的儿童，CD4⁺T淋巴细胞比例＜15％，或总数＜350/mm³。

抗反转录病毒（ARV）药物：①国际现有药物：6大类30多种。核苷类反转录酶抑制剂（NRTI）、非核苷类反转录酶抑制剂（NNRTI）、蛋白酶抑制剂（PI）、整合酶抑制剂、融合酶抑制剂及CCR5抑制剂。②国内ARV药物：有前4类，12种。

推荐我国成人及青少年的一线抗病毒方案：齐多夫定/替诺福韦＋拉米夫定＋依非韦伦/奈韦拉平。某些特殊人群（如儿童，孕妇，合并结核、肝炎及静脉吸毒者）的抗病毒治疗均有其特殊性，应具体问题具体分析，不能照搬以上方案。依从性很重要。抗病毒治疗前，应与患者有充分的交流，让他们了解治疗的必要性、治疗后可能出现的不适、依从性的重要性，服药后必须进行定期的检测，以及在发生任何不适时应及时与医务人员联系。同时要得到其家属或朋友的支持，以提高患者的依从性。抗病毒治疗过程中，应监测CD4⁺T淋巴细胞、HIV-RNA及行常规血液检测，以评价疗效及不良反应。

2.并发症的治疗　对于各种感染均进行针对各种病原的抗感染治疗。如念珠菌感染用氟康唑或伊曲康唑；单纯疱疹或带状疱疹用阿昔洛韦或泛昔洛韦，局部应用干扰素；PCP应用复方新诺明，或联合克林霉素，重者联合糖皮质激素，甚至呼吸支持；细菌感染应用针对敏感菌的抗生素；活动性结核给予规范的抗结核治疗，出现结核性脑膜炎或结核性心包积液时需联合糖皮质激素；鸟分枝杆菌感染需乙胺丁醇联合克拉霉素（或阿奇霉素），重症可同时联合利福布汀或阿米卡星；深部真菌感染根据真菌的种类可选两性霉素B、卡泊芬净、伏立康唑、伊曲康唑、氟康唑、氟胞嘧啶等；巨细胞病毒感染应用更昔洛韦或膦甲酸钠，累及神经中枢时需二者合用；弓形体脑病需乙胺嘧啶联合磺胺嘧啶，过敏者用克林霉素。并发肿瘤者：子宫颈癌根据分期不同需行根治手术、放疗、化疗；淋巴瘤需联合化疗；卡波济肉瘤，局限者仅需抗HIV治疗，播散者需化疗。

六、疾病预后

1.无症状长期稳定　见于及时进行抗病毒治疗，服药依从性好，且未出现病毒耐药及严重药物不良反应者。也见于感染后长期不进展者。

2.致残 部分患者因并发症未能治愈,可能导致失明或其他器官功能障碍。

3.死亡 见于晚期患者,未及时抗病毒治疗,常死于并发症或药物的不良反应。

七、预防 HIV 感染

1.传染源的管理 高危人群应定期检测 HIV 抗体,医疗卫生部门发现感染者应及时上报,并应对感染者进行 HIV 相关知识的普及,以避免传染给其他人。感染者的血液、体液及分泌物应进行消毒。

2.切断传播途径 避免不安全的性行为,禁止性乱交,取缔娼妓。严格筛选供血人员,严格检查血液制品,推广一次性注射器的使用。严禁注射毒品,尤其是共用针具注射毒品。不共用牙具或剃须刀。不到非正规医院进行检查及治疗。

3.保护易感人群 提倡婚前、孕前体检。对 HIV 阳性的孕妇应进行母婴阻断。包括产科干预(终止妊娠,剖宫产)＋抗病毒药物＋人工喂养。医务人员严格遵守医疗操作程序,避免职业暴露。出现职业暴露后,应立即向远心端挤压伤口,尽可能挤出损伤处的血液,再用肥皂液和流动的清水冲洗伤口;污染眼部等黏膜时,应用大量生理盐水反复对黏膜进行冲洗;用 75% 的乙醇或 0.5% 碘伏对伤口局部进行消毒,尽量不要包扎。然后立即请感染科专业医生进行危险度评估,决定是否进行预防性治疗。如需用药,应尽可能在发生职业暴露后最短的时间内(尽可能在 2 h 内)进行预防性用药,最好不超过 24h,但即使超过 24h,也建议实施预防性用药。还需进行职业暴露后的咨询与监测。

并发症的预防:对于并发症最好的预防就是及时抗 HIV 治疗。①$CD4^+$ T 淋巴细胞<$200/mm^3$ 的患者,应口服复方新诺明 2 片/日预防肺孢子菌肺炎,至 $CD4^+$ T 淋巴细胞升至 $200/mm^3$ 以上 3~6 个月。②弓形体脑病:避免生食或食用未熟透的肉类,避免接触猫及其排泄物。弓形虫抗体 IgG 阳性、$CD4^+$ T 淋巴细胞低于 $100/mm^3$ 者可口服复方新诺明预防,至 $CD4^+$ T 淋巴细胞升至 $200/mm^3$ 以上 3 个月。接触开放性结核的患者异烟肼预防。

4.饮食及生活注意 每日摄取足够的能量,需肉、蛋、奶等高能量、高蛋白、好消化的饮食。多吃新鲜蔬菜和水果。少食多餐。注意饮食卫生,尤其不进食生冷肉食。对于腹泻及消化不良的患者应保持足够水分摄入,多进食液体食物,戒烟酒,适当锻炼,保持良好情绪,减轻心理压力。

八、疾病护理

艾滋病是一种慢性、进行性、致死性传染病,需要经过专业培训的护理人员进行护理。除 HIV 外,还包括并发症的护理。除注意 HIV 的消毒隔离外,还应针对患者并发症的不同病原,作好呼吸道、体液及接触隔离。要严格无菌操作,严格消毒隔离;接触患者的血液和体液时,应带好手套、口罩或防护眼镜,穿好隔离衣,做好自我防护。另外,针对艾滋病患者出现的不同临床症状,如发热、腹泻、皮肤疾病、呼吸道症状、消化道症状等进行不同护理。

1.*心理护理*   艾滋病患者不仅要面对疾病的折磨、死亡的威胁,还要承受来自社会和家庭的压力和歧视,因此常常出现情绪异常,甚至自杀倾向。这就需要加强心理护理。密切观察患者的心理变化,注意倾听患者诉说,建立良好的信任关系,帮助他们树立起对生活的信心和希望。

2.*家庭护理*   艾滋病是一种可控的慢性传染病,家属应了解关于艾滋病的传播方式、如何防治等基本信息,给患者精神上的支持,帮助他们树立生活的信心。同时注意自我防护,防止 HIV 的进一步传播。

虽然目前艾滋病是一种可控的慢性传染病,但在我国仍有较高的死亡率和致残率,患者也承受着很多痛苦和压力。目前传播途径以性行为为主,尤其是男—男性行为。建议高危人群固定性伴侣,避免不安全性行为。

第四章　泌尿、男性生殖系统结核

第一节　肾结核

肾结核在泌尿生殖系统结核中占重要地位,泌尿生殖系统中其他器官的结核大都继发于肾结核,因此,既要把泌尿生殖系统结核作为全身结核病的一部分,也要把泌尿生殖系统某一器官的结核作为整个系统结核病的一部分。近年来在泌尿外科住院患者中结核病发病率又有升高趋势。

一、临床表现

肾结核多在成年人发生,我国综合统计75%的病例发生在20～40岁,但幼年和老年亦可发生。男性的发病率略高于女性。肾结核的临床表现与病变侵犯的部位及组织损害的程度有所不同。病变初期局限于肾的某一部分则临床症状甚少,仅在检验尿液时有异常发现。尿中可找到结核杆菌。当结核自肾影响膀胱造成膀胱结核时,则有一系列的症状出现,病变主要在肾而临床表现主要在膀胱,其主要表现如下。

1.膀胱刺激症状　膀胱刺激症状是肾结核最重要、最主要也是最早出现的症状。

2.血尿　血尿是肾结核的第二个重要症状,发生率为70%～80%。一般与尿频、尿急、尿痛等症状同时出现。

血尿的出现多数为终末血尿,乃是膀胱的结核性炎症和溃疡在排尿时膀胱收缩引起出血。若血尿来自肾,则可为全程血尿。

3.脓尿　由于肾和膀胱的结核性炎症,造成组织破坏,尿液中可出现大量脓细胞,同时在尿液内亦可混有干酪样物质,使尿液浑浊不清,严重者呈米汤样脓尿。脓尿的发生率为20%左右。

4.腰痛　肾结核病变严重者可引起结核性脓肾,肾体积增大,在腰部存在肿块,出现腰痛。

5.全身症状 由于肾结核是全身结核病中的一个组成部分,因此可以出现一般结核病变的各种症状,如食欲缺乏、消瘦、乏力、盗汗、低热等,可在肾结核较严重时出现,或因其他器官结核而引起。

6.其他症状 由于肾结核继发于其他器官的结核或者并发其他器官结核,因此可以出现一些其他器官结核的症状,如骨结核的冷脓肿,淋巴结核的窦道,肠结核的腹泻、腹痛,尤其是伴发男性生殖道结核时附睾有结节存在。

二、诊断方法

1.实验室检查

(1)尿液常规检查:尿液经常呈酸性反应,含少量蛋白,在大多数患者显微镜下可见到有少量或中等量的红细胞和白细胞。但是在发生混合性尿路感染时则尿液可呈碱性反应,镜下可见大量的白细胞或脓球。

(2)尿普通细菌培养:肾结核是泌尿系的特异性感染。尿普通细菌培养应为阴性。但有相当部分的肾结核患者存在泌尿系的混合性感染,尿液普通细菌培养可呈阳性,据报告肾结核伴有混合性尿路感染者可达 1/3～1/2。

(3)尿液结核杆菌检查

①24h 尿液抗酸杆菌检查:24h 尿液浓缩行直接涂片抗酸染色后做抗酸杆菌检查,方法简单,结果迅速,阳性率可达 50%～70%,但包皮垢杆菌、草分枝杆菌也是经常在尿液中存在的抗酸杆菌,因此尿液中的抗酸杆菌并不等于结核杆菌。但是反复多次的这种检查,均能找到同样的抗酸杆菌,并且结合临床的病史与特征,对肾结核的诊断还是有一定的参考意义。

②尿结核菌培养:尿结核菌培养对肾结核的诊断有决定作用。尿液培养结核菌阳性,即可肯定为肾结核的诊断。但培养时间较长,需 1～2 个月才能得到结果,其阳性率可高达 90%。

③尿结核菌动物接种:尿结核菌动物接种的结果诊断肾结核的价值极高,可作为肾结核诊断的依据,其阳性率高达 90% 以上。但费时较长,常需 2 个月才能得出结果。

(4)尿液结核 IgG 抗体测定:Nassau 等发现活动性结核患者体内出现一定量的特异性抗体。Grauge 等证明特异性抗体为 IgG 一类。某医院报道以聚合 OT 为抗原,采用酶联免疫吸附试验测定尿液中结核 IgG 抗体,肾结核患者尿液中具有结核 IgG 抗体,阳性率可达 89.1%。证明此项检查具有一定的特异性和敏感性,对肾结核的诊断有相当的临床意义。但对晚期肾结核而肾功能严重损害不能分泌尿液,或肾结核并发输尿管梗阻,病侧尿液不能排出,所检尿液来自健侧肾时,可出现假阴性。

(5)结核菌素试验:结核菌素试验是判断人体有无受到结核杆菌感染的一种检查方法,最常应用于肺结核病,但对全身其他器官的结核病变亦同样有参考价值。

(6)红细胞沉降率检查:肾结核是慢性长期的病变,是一种消耗性疾病,因此红细胞沉降率可以增快。有学者报道 300 例肾结核中 255 例有红细胞沉降率增快现象。但红细胞沉降率检查对肾结核疾病并无特异性,然而对膀胱炎患者伴红细胞沉降率增快常能提示有肾结核之可能,故可作为参考检查。

(7)肾功能检查

①尿素氮、肌酐、尿酸测定:一侧肾结核肾功能检查并无影响,若一侧严重肾结核,并累及对侧肾或引起肾积水而造成功能影响者则上述肾功能检查可显示增高。肾功能检查虽然不是对肾结核的直接诊断指标,但对肾结核患者如何处理有非常重要的参考价值,故必须常规进行。

②放射性核素肾图检查:肾病灶局限而不妨碍全肾的分泌功能,则肾图显示正常。如肾实质有相当范围的破坏,则肾图显示血供不足或分泌排泄时间延长。患肾破坏严重时,呈无功能水平线肾图。肾结核导致对侧肾积水时,则肾图可显示积水、梗阻曲线。此项检查虽无特异性诊断价值,但方法简单,对患者并无痛苦,故在临床亦列为常规检查方法。

2.膀胱镜检查　膀胱镜检查是肾结核的重要诊断手段。早期膀胱结核可见膀胱黏膜有充血水肿及结核结节,病变范围多围绕在肾病变的同侧输尿管口周围,以后向膀胱三角区和其他部位蔓延。较严重的膀胱结核可见黏膜广泛充血水肿,有结核结节和溃疡,输尿管口向上回缩呈洞穴样变化。通过静脉注射靛胭脂观察两侧输尿管口的排出蓝色尿时间,分别了解两侧肾功能情况。在膀胱镜检查的同时还可做两侧逆行插管,分别将输尿管导管插入双侧肾盂,收集两侧肾盂尿液进行镜检和结核菌培养及结核菌动物接种。由于这些是分肾检查数据,故其诊断价值更高。在逆行插管后还可在双侧输尿管导管内注入造影剂(12.5%碘化钠或泛影葡胺)进行逆行肾盂造影,了解双肾情况。大多患者可以明确病变的性质、发生的部位和严重程度。若膀胱结核严重,膀胱挛缩,容量<100mL 时难以看清膀胱内情况,不宜进行此项检查。

3.X 线检查　X 线检查是肾结核的主要诊断方法,X 线表现出典型的结核图像即可确立肾结核的诊断。常规进行的 X 线检查有以下几种。

(1)尿路平片:平片可见肾外形增大或呈分叶状。4.5%～31%可显示肾结核的片状、云絮状或斑块状钙化灶。其分布不规则、不定型,常限于一侧肾。若钙化遍及结核肾的全部,甚至输尿管时,则形成所谓的"自截肾"。

(2)静脉肾盂造影:静脉肾盂造影又称排泄性或下行性尿路造影。由于造影剂是从肾分泌后显示尿路系统,因此这种造影方法除可以明确肾病变外,还可以了解肾功能。典型的结核表现可见肾实质破坏。局限在肾乳头和肾小盏的病变为边缘毛糙,不整齐,如虫蛀样变,或其漏斗部由于炎症病变或瘢痕收缩,使小盏变形、缩小或消失。如病变广泛,可见肾盏完全破坏,干酪样坏死,呈现边缘不齐的"棉桃样"结核性空洞。若全肾破坏,形成脓肾,肾功能丧失,则静脉肾盂造影检查时患肾不显影。输尿管结核在 X 线造影可显示管壁不规则,管腔粗细不匀,失去正常的柔软弯曲度,呈现僵直索状管道。

(3)大剂量静脉肾盂造影:如患者的总肾功能较差,一般的静脉肾盂造影不能很好显示肾情况,则可加大造影剂的用量进行大剂量静脉肾盂造影,可能使原来显示不清的病变部位显影清晰。通常应用的方法为每千克体重用 50% 的泛影葡胺造影剂 2mL,加入同等量的 5% 葡萄糖水或生理盐水,在 5～8min 内快速静脉滴注。造影前不必禁水,造影时不必加压输尿管。但造影剂总量不能超过 140mL。

(4)逆行肾盂造影:通过膀胱镜检查插入输尿管导管到肾盂后,从导管内逆行注入造影剂至肾盂中摄取 X 线片。一般用 12.5% 碘造影剂;若对碘有过敏时,则可用 12.5%～25% 的溴化钠。由于注入的造影剂可根据需要调整造影剂注入的浓度和数量,使肾内病灶显示更为清楚,故可提高诊断率,对静脉肾盂造影不能进行或显影不满意时适宜进行,但不能像静脉肾盂造影那样可了解肾功能的变化。

(5)肾盂穿刺顺行造影:对静脉或逆行肾盂造影不能进行、难以明确的病变,又不能肯定病变性质,则可进行直接肾盂穿刺后注入造影剂,同样可显示肾结核或其他病变的典型 X 线表现,起到明确诊断的作用。

三、治疗措施

肾结核继发于全身性结核病,因此在治疗上必须重视全身治疗并结合局部病变情况全面考虑,才能收到比较满意的效果。

1.全身治疗　全身治疗包括适当的休息和医疗体育活动,以及充分的营养和必要的药物治疗(包括肾结核以外的全身其他结核病灶的治疗措施)。

2.药物治疗　对于确诊为肾结核的患者,无论其病变程度如何,无论是否需行外科手术,抗结核药必须按一定方案进行服用。

(1)应用抗结核药的适应证

①临床前期肾结核。

②局限在一组大肾盏以内的单侧或双侧肾结核。

③孤立肾肾结核。

④伴有身体其他部位的活动性结核暂时不宜肾结核手术者。

⑤双侧重度肾结核而不宜手术者。

⑥肾结核兼有其他部位的严重疾病暂时不宜手术者。

⑦配合手术治疗,作为手术前用药。

⑧肾结核手术后的常规用药。

(2)抗结核药的使用方法:在临床应用抗结核药的早期,一般都采用单药治疗,现在则主张两种或两种以上抗结核药联合应用。单药治疗的最大缺点是容易产生耐药,也容易出现毒性反应。若联合应用两种药物,耐药的出现时间可延长 1 倍,并用 3 种药物可延长 3～4 倍。

抗结核药的停药标准:在抗结核药治疗过程中,必须密切注意病情的变化,定期进行各种有关检查,如果病变已经痊愈,则可考虑停止用药。目前认为可以停药的标准如下:

①全身情况明显改善,红细胞沉降率正常,体温正常。

②排尿症状完全消失。

③反复多次尿液常规检查正常。

④24h 尿浓缩查抗酸杆菌,长期多次检查皆阴性。

⑤尿结核菌培养、尿动物接种查找结核杆菌皆为阴性。

⑥X 线泌尿系造影检查病灶稳定或已愈合。

⑦全身检查无其他结核病灶。

在停止用药后,病人仍需强调继续长期随访观察,定期做尿液检查及泌尿系造影检查至少 3～5 年。

3.手术治疗　虽然目前抗结核药治疗可以使大部分肾结核患者得以控制治愈,但是仍有一部分患者使用药物治疗不能奏效,而仍需进行手术治疗。手术包括全肾切除、部分肾切除、肾病灶清除等几种方式,需视病变的范围、破坏程度和药物治疗的效应而选定。

(1)全肾切除术

①全肾切除术适应证:单侧肾结核病灶破坏范围较大,在 50% 以上;全肾结核性破坏,肾功能已丧失;结核性脓肾;双侧肾结核,一侧破坏严重,而另一侧为极轻

度结核,需将严重侧切除,轻度病变侧采用药物治疗;自截钙化灰泥肾。

②肾切除术前、术后的抗结核药应用:由于肾结核是全身结核病的一部分,是继发性的结核,更是泌尿系结核中的一部分,当肾切除术期间,可因手术的损伤使机体的抵抗力降低,致使肾结核以外的结核病灶造成活动或播散,因此在肾切除术前、术后必须应用抗结核药予以控制。

肾切除术前抗结核药的术前准备:抗结核药在手术前准备所选用的品种和药用剂量,同一般抗结核治疗相同。但在使用方法和使用时间上有所不同。如异烟肼 100mg 每天 3 次口服,链霉素 0.5g,每天 2 次肌内注射,利福平 300mg 每天 2 次口服,应用方法为每天应用,持续 2 周,然后再手术。如果患者全身情况较差,或有其他器官结核,应酌情延长术前抗结核药的准备,有时术前用药可延长至 3~4 个月之久。术后仍需如此应用,直至术后体力恢复,约 2 周以后转入常规的抗结核治疗。

肾切除术后抗结核药的应用:就泌尿系结核而言,肾结核是其原发病灶,当病肾切除后,仅为将泌尿系的原发病灶切除,术后仍有残留的结核病变存在,这些残留的输尿管结核和膀胱结核或全身其他器官结核仍需要参照抗结核药的选择和长程或短程治疗方案按期应用,直至泌尿系结核彻底控制而停药。

(2)部分肾切除术

①部分肾切除术适应证:为局限在肾一极的 1~2 个小肾盏的破坏性病变,经长期的抗结核药物治疗而未能奏效;1~2 个小肾盏结核漏斗部有狭窄引流不畅者;双侧肾结核破坏均轻而长期药物治疗无效。如果唯一的有功能肾需行部分肾切除手术时,则至少应保留 2/3 的肾组织,以免术后引起肾功能不全。

②部分肾切除术前、术后的抗结核药应用:由于抗结核药治疗往往收到良好效果,因此部分肾切除术较少进行,对于适合此项手术的患者应在较长时间的抗结核药准备后才能施行。一般术前准备用药需 3~6 个月。术前尚需再次造影检查,核实病变情况后再决定手术。

手术后因余留有部分肾和泌尿系器官的结核,故仍需继续使用抗结核药至少 1 年,以巩固疗效。

(3)肾病灶清除术

①肾病灶清除术的适应证:为肾的实质中存在密闭的肾盏所形成的结核性空洞,常充满干酪样物质。抗结核药不能进入空洞,而空洞中仍有活动结核杆菌存在。因此需切开空洞,清除干酪样结核组织,腔内再用抗结核药。

②手术前后亦需较长时期的抗结核药应用,以防结核播散和术后巩固治疗。

4.膀胱挛缩的处理　膀胱挛缩是结核性膀胱炎的严重后果,往往是在严重的膀胱结核愈合过程中逐步形成。治疗的方法有以下几种。

(1)经肾切除或抗结核药治疗,结核病变控制后,设法扩大膀胱。在极个别挛缩较轻的病例,训练患者逐渐延长排尿相隔时间,使膀胱容量逐渐增大。能使用此方法的病例较少,挛缩严重者不能采用,膀胱的顺应性低,易造成上尿路损害。

(2)药物治疗:由于严重膀胱结核的炎症与愈合过程交替进行,因此在泌尿系原发病灶处理后,应着手进行治疗。有学者介绍了愈创莫、吡嗪酰胺(ZA)、氧氯苯磺酸等治疗膀胱结核,扩大了膀胱容量,阻止挛缩的发生。氧氯苯磺酸是一种有效的杀菌剂,为冲洗膀胱利用其在水中能释放出次氯酸达到杀菌目的,清除膀胱病灶内坏死组织,起扩创作用,对正常黏膜无任何损害,因此可使病灶痊愈,膀胱容量增加。但若膀胱已成瘢痕收缩,虽经冲洗亦无法增大容量。Lattimer 着重指出在局部冲洗时,尚需同时应用全身抗结核药治疗。

(3)手术治疗:诊断明确的膀胱挛缩,容量在 50mL 以下,而不能应用非手术治疗使膀胱容量扩大,则应考虑扩大膀胱的手术治疗。扩大膀胱的办法是采用游离的肠曲与膀胱吻合,以往是应用游离的回肠段,虽然游离回肠段的活动度较大,易于与挛缩膀胱进行吻合,但由于回肠扩大膀胱后不少患者会出现回肠段的扩张,失去张力,使尿液潴留在扩大的膀胱内,不能排空,因此现在基本已不采用。目前一般均应用游离结肠段扩大膀胱。结肠的优点为收缩力较强。结肠应用的长度在12cm 以内,与膀胱吻合的方法均采用猫尾式的吻合。若是患者在膀胱挛缩的同时有结核性输尿管口狭窄或输尿管下段结核狭窄,则应在扩大膀胱时将狭窄以上的输尿管切断,上端输尿管重新与游离结肠进行吻合。若膀胱挛缩的同时有结核性尿道狭窄存在,除非其狭窄能用尿道扩张等办法得以解决,否则挛缩膀胱不宜进行扩大手术,只能放弃应用膀胱而施行尿流改道为宜。

5.对侧肾盂积水的处理　对侧肾盂积水需要处理时,必须对泌尿系统有一全面的了解,如肾盂积水的程度,输尿管扩张的状态,输尿管下端、输尿管口有无狭窄,膀胱有无挛缩,以及挛缩的程度等。最后选择正确的处理方案。一般的处理方案有下列几种。

(1)对侧肾输尿管轻中度扩张积水而合并膀胱挛缩:在处理上按照膀胱挛缩的手术治疗,应用乙状结肠段扩大膀胱并将输尿管与结肠进行吻合。

(2)对侧肾输尿管轻中度扩张积水而无膀胱挛缩(积水是由输尿管口或输尿管下段狭窄所致):在治疗上争取进行输尿管口扩张或切开术或输尿管下端狭窄部扩张。若扩张不能取得成功,则可考虑进行输尿管切断后与膀胱重新吻合术。

（3）对侧肾输尿管重度扩张积水而致肾功能减退者：应行积水肾的引流手术。手术的方式有以下两种。

①暂时性肾造口手术：肾输尿管重度积水时可做肾造口手术。在造口引流尿液相当一段时间后，若扩张缩小，积水改变或消失，肾功能恢复正常，只可再做膀胱扩大手术输尿管移植于扩大膀胱的肠壁中。以后再拔除肾造口导管。

②永久性引流：若肾造口后积水并无改变，肾盂输尿管扩张亦不缩小，则可将肾造口的导管永久保留在肾盂内，长时期引流。若肾盂输尿管扩张积水严重而根本没有机会修复原来泌尿系的通道，则可直接进行永久性肾造口术，或者施行扩张输尿管的皮肤移植术或回肠膀胱术（Bricker 手术）。考虑永久性引流而难以恢复正常的尿路排尿有以下几种情况：并发严重尿道结核，估计难以修复使尿流通畅者；膀胱挛缩极度严重，估计难以进行膀胱扩大者；合并肠道结核、腹膜结核或其他肠道疾病者；积水肾功能严重障碍，估计手术后难以恢复到能胜任轻微的电解质紊乱者；患者一般情况很差而不可能再施行成形手术者。

6.结核性膀胱自发破裂的处理　结核性膀胱自发破裂是肾结核晚期的严重并发症。往往在膀胱破裂以前患者有泌尿系结核的症状，而破裂后常为急腹症情况。如诊断不能明确则应及早剖腹探查以免贻误抢救时机。对于结核性膀胱自发破裂应尽早施行手术，修补膀胱的穿孔处，并做膀胱造口术。手术前后应常规服用抗结核药物，以后再根据肾结核的病变做进一步处理。

第二节　输尿管结核

输尿管结核是由于肾结核的结核菌下行至输尿管所引起的结核病变。首先侵犯输尿管黏膜，逐渐侵犯黏膜下层及肌层，并形成溃疡，溃疡基底部纤维化使输尿管管腔狭窄，甚至完全闭塞。

一、临床表现

患者多有肺结核或肾结核病史。早期有尿频、尿急、尿痛和血尿症状。晚期输尿管梗阻可出现腰痛，甚至皮肤窦道，伴低热、乏力等消耗性症状。有严重肾积水时，可以触及增大的肾，肾区有叩痛。

二、辅助检查

尿液中有红细胞及大量脓细胞；尿液涂片找到抗酸杆菌；尿结核杆菌培养阳

性。可行 X 线检查。IVU 除了显示肾、肾盏破坏等肾结核的表现外,还可见输尿管管腔狭窄、僵硬变直,无自然蠕动波形。B 超及 CT 检查均能发现有肾结核的征象。

三、治疗措施

治疗首先是抗结核药物的应用,手术治疗方法取决于输尿管病变的部位、长度和肾功能情况。坚持联合用药和足够长疗程是治疗彻底的关键。

1.抗结核药物治疗　是最主要措施,具体同肾结核药物治疗方法。

2.手术治疗　术前、术后均应用抗结核药物,原则同肾结核具体手术方法。

(1)病变段切除,行输尿管肾盂或输尿管—膀胱吻合。

(2)长段输尿管狭窄患肾功能良好时可行输尿管全长切除＋回肠代输尿管术。

(3)长段输尿管狭窄伴肾功能差或已自截应行肾输尿管全长切除。

第三节　附睾结核

附睾结核的致病菌为结核杆菌,主要是经前列腺、输精管逆行感染所致,血行播散的可能性也很大。血行播散时,病变先位于附睾间质内,可见多个粟粒样微小的肉芽肿,然后侵犯附睾管。附睾内的干酪样变很快蔓延到附睾之外,与阴囊粘连,形成冷脓肿,经久不愈。

一、诊断方法

(1)多见于青壮年。常与泌尿系结核同时存在或伴有其他器官结核病灶。

(2)多数为慢性病程。常在附睾尾部有较大的结节,质硬,表面不平,压痛不明显。

(3)重者可累及全附睾,并可侵及睾丸,甚至形成寒性脓肿,穿破后遗有长期不愈的窦道。

(4)输精管可有多数结节,呈串珠状。前列腺和精囊可触及结节。

(5)少数有急性发作史。附睾、睾丸肿痛明显,可伴有发热。难与非特异性的附睾炎、睾丸炎鉴别。

(6)前列腺液 PCR 检查结核杆菌 DNA 阳性。

(7)实验室检查:血中白细胞总数及中性粒细胞正常,淋巴细胞增高,红细胞沉降率加速,尿液镜检常见有细胞。结核菌素试验阳性。

二、鉴别诊断

早期和急性发作的附睾结核易误诊,需与以下疾病相鉴别。

1.慢性附睾炎　慢性附睾炎疼痛较明显,常有急性发作及反复发作史,附睾肿块不如结核硬、大,很少形成局限性硬结,不形成窦道,也无皮肤粘连及输精管串珠样改变。

2.淋菌性附睾炎　有淋球菌感染史,发病较急,局部红、肿、热、痛,尿道内有脓性分泌物,可查到革兰阴性双球菌,尿道分泌物通过多聚酶链反应(聚合酶链反应)可查到淋球菌特有的氨基酸序列。衣原体所致附睾炎也可引起类似淋菌性附睾炎。

3.急性附睾炎　患者有非淋病性尿道炎史,尿道内分泌物多较稀薄、呈白色。

4.阴囊内丝虫病　丝虫病所引起的浸润和硬结在附睾附近的精索内,与附睾可分开。丝虫病硬结往往在短期内有较大的改变,而结核病则改变很慢,丝虫病有地区性,患者可同时有象皮肿及乳糜性鞘膜积液。

三、治疗措施

1.一般治疗　治疗时应注意休息、营养和避免劳累。

2.药物治疗　药物治疗是附睾结核的基本治疗手段,其他包括手术在内的任何治疗方法必须在药物治疗的基础上进行。

(1)原则:与肺结核相同,即早期、联用、适量、规律、全程使用敏感药物。

(2)单纯药物治疗:常用一线药物,异烟肼、利福平、吡嗪酰胺、链霉素、乙胺丁醇。

(3)围术期用药:为了防止手术促成结核菌播散,术前必须应用抗结核药物,一般用药2~4周,术后继续用抗结核药物短程治疗。

3.手术治疗　早期附睾结核行药物治疗即可治愈。如果局部干酪样坏死严重,累及睾丸,病变较大并有脓肿形成或药物治疗效果不明显,则可行附睾切除。若睾丸有病变,病变靠近附睾,则可连同附睾将睾丸部分切除。术中应尽量保留睾丸。附睾切除后,精囊和前列腺结核多能逐渐痊愈。

4.附睾结核的外治疗法　患部用冲和膏(炒紫荆皮150g,独活90g,赤芍60g,白芷20g,石菖蒲45g。研成细末,用葱汁、陈酒调膏)外敷。瘘管形成者,可插置红丹药线,提脓祛腐。窦道不断渗出脓水者,要注意清洁,经常换药。

第四节 阴茎结核

阴茎结核的发生率占泌尿生殖道结核发生率的4%，发病可以在阴茎皮肤表面，也可以在阴茎海绵体内，或者在阴茎段尿道内。结核杆菌可由泌尿道结核传播而来，也可通过性交或接触污染的衣裤传染，是否因血源传播尚有争论。发病后，阴茎头、阴茎系带或尿道外口处出现略带红色的结核小结节，以后结节中央溃烂凹陷成为溃疡，周围组织发硬，溃疡底部出现干酪样坏死组织，随着溃疡的不断增大，腹股沟淋巴结肿大。当结核侵犯到海绵体时，阴茎会因瘢痕形成而弯曲。经久不愈的溃疡以后演变成结核瘘管，如伴有结核性尿道炎时会发生尿道狭窄。阴茎结核有时会与阴茎癌、性病下疳混淆，需通过活体检查，或溃疡面分泌物细菌培养查出结核杆菌，才能确诊，采用有效的抗结核治疗，可以保全阴茎。

一、感染途径

(1)直接接触：如性交时阴茎接触有结核性病变的阴道、宫颈。主要发生在阴茎头部、尿道外口附近。

(2)多数是继发于肺结核，经血流传播到阴茎海绵体发病。

(3)患有严重的尿道结核，溃破直接蔓延而累及阴茎，可形成瘘管。

二、临床表现

临床表现有继发于泌尿生殖系结核的尿频、血尿病史。病变开始于阴茎头、系带、冠状沟等处。初期为绿豆大小的硬结，周围肿胀变硬，无疼痛，逐渐形成溃疡，形状不规则，边缘呈潜入性，溃疡表面有脓苔，不易剥除，无触痛。红细胞沉降率快。华康反应阴性。

三、诊断方法

病灶行病理检查即可确诊，但应与软性下疳、硬性下疳、糜烂或坏疽性阴茎头炎、早期阴茎癌等鉴别。

四、鉴别诊断

1.软性下疳 也表现为阴茎头部的浅表性溃疡。患者常有不洁性交史，且溃疡边缘不整齐，周围软，分泌物涂片可见革兰阴性棒状杆菌，而无抗酸杆菌。

2.硬性下疳　也表现为阴茎头和包皮处的浅表性溃疡。但溃疡的基底部肉芽组织呈紫红色,多有腹股沟淋巴结肿大。分泌物暗视野检查可发现梅素螺旋体,同时有全身的梅素改变。

3.阴茎癌　也表现为阴茎头溃疡。通常可见有肿块,局部坏死,呈菜花样改变,溃疡位于肿块上,边缘不整齐,活组织检查可见癌细胞。

五、治疗措施

应用抗结核药物,溃疡局部用链霉素溶液换药,必要时行病灶清除或阴茎部分切除术。

第五章　尿石症

第一节　肾结石

一、肾结石的病因与发病机制

尿路结石是泌尿系统的常见疾病之一。随着我国经济的发展和饮食结构的改变,尿路结石的发病率呈逐年上升的趋势。近 20 年来,微创技术的发展使尿路结石的治疗发生了革命性的进步。尿路结石按部位可分为上尿路(肾和输尿管)结石和下尿路(膀胱和尿道)结石,其中上尿路结石约占 80%。

我国尿路结石总的发病率为 1%~5%。结石的发生率与患者的性别、年龄、种族、体重指数、职业、水的摄入量、水质、气候和地理位置有关。

尿路结石多发于中年男性,男女比约为(2~3):1。男性的高发年龄为 30~50 岁,女性有两个发病高峰,35 岁和 55 岁,近年来女性的尿路结石发病率有增高趋势。肥胖患者容易患尿酸结石和草酸钙结石,可能与胰岛素抵抗造成低尿 pH 和高尿钙有关。从事高温作业的人员尿路结石的发病率高,与其出汗过多、机体水分丢失有关。南方地区和沿海诸省市区的发病率可高达 5%~10%,在这些地区,尿路结石患者可占泌尿外科住院患者的 50% 以上,这与日照时间长、机体产生较多维生素 D_3 和高温出汗水分丢失有关。水的硬度高低与尿路结石的发生率之间没有确定关系,但大量饮水确实可以降低尿路结石发生的风险。经济发达地区居民饮食中蛋白和碳水化合物比例较高,其肾结石的发生比例较高。

(一)肾结石的种类

肾结石由基质和晶体组成,晶体占 97%,基质只占 3%。由于结石的主要成分为晶体,通常按照结石的晶体成分将肾结石主要分为含钙结石、感染性结石、尿酸结石和胱氨酸结石 4 大类。不同成分的结石的物理性质、影像学表现不同。结石可以由单一成分组成,也可以包含几种成分。

（二）肾结石的病因

肾结石的形成原因非常复杂。包括 4 个层面的因素：外界环境、个体因素、泌尿系统因素以及尿液的成石因素。外界环境包括自然环境和社会环境，流行病学中提到的气候和地理位置属于自然环境，而社会经济水平和饮食文化属于社会环境。个体因素包括种族和遗传因素、饮食习惯、代谢性疾病和药物等。泌尿系统因素包括肾损伤、泌尿系统梗阻、感染、异物等。上述因素通过尿液中各种成分过饱和、抑制因素的降低、滞留因素和促进因素的增加等机制，最终导致肾结石的形成。

与肾结石形成有关的各种代谢性因素包括：尿 pH 异常、高钙血症、高钙尿症、高草酸尿症、高尿酸尿症、胱氨酸尿症、低枸橼酸尿症等。其中常见的代谢异常疾病有：甲状旁腺功能亢进、远端肾小管性酸中毒、痛风、长期卧床、结节病、皮质醇增多或肾上腺功能不全、甲状腺功能亢进或低下、急性肾小管坏死恢复期、多发性骨髓瘤、小肠切除、Crohn 病等。

药物引起的肾结石占所有结石的 1% 左右。药物诱发结石形成的原因有两类：一类为能够诱发结石形成的药物，包括钙补充剂、维生素 D、维生素 C（每天超过 4g）、乙酰唑胺（利尿剂）等，这些药物在代谢的过程中导致了其他成分结石的形成；另一类为溶解度低的药物，在尿液浓缩时析出形成结石，药物本身就是结石的成分，包括磺胺类药物、氨苯蝶啶、茚地那韦（抗病毒药物）等。

尿路梗阻、感染和异物是诱发肾结石的主要局部因素，而梗阻、感染和结石等因素可以相互促进。各种解剖异常导致的尿路梗阻是肾结石形成的重要原因，临床上容易引起肾结石的梗阻性疾病包括机械性梗阻和非机械性梗阻两大类。其中机械性梗阻原因包括：肾小管扩张（髓质海绵肾）、肾盏盏颈狭窄（包括肾盏憩室、肾盏扩张）、肾盂输尿管连接部狭窄、马蹄肾及肾旋转不良、重复肾盂输尿管畸形、输尿管狭窄（包括炎症性、肿瘤、外压性因素）、输尿管口膨出等。非机械性梗阻原因包括：神经源性膀胱、膀胱输尿管反流和先天性巨输尿管等。反复发作的泌尿系统感染、肾盂肾炎是导致感染性肾结石的常见原因。

了解结石的成分和病因，对于肾结石的治疗和预防有重要的指导意义。

二、肾结石的临床表现

（一）症状

肾结石的临床表现多样。常见症状是腰痛和血尿，部分患者可以排出结石，此外还可以出现发热、无尿、肾积水、肾功能不全等表现。不少患者没有任何症状，只在体检时偶然发现。应当注意，无症状并不意味着患者的肾功能正常。

1.疼痛　40%～50%的肾结石患者有腰痛症状,发生的原因是结石造成肾盂梗阻。通常表现为腰部的酸胀、钝痛。如肾结石移动造成肾盂输尿管连接部或输尿管急性梗阻,肾盂内压力突然增高,可造成肾绞痛。肾绞痛是上尿路结石的典型症状,表现为突然发作的脊肋角和腰部的刀割样疼痛,常伴有放射痛,受累部位为同侧下腹部、腹股沟、股内侧,男性可放射到睾丸和阴茎头,女性患者放射至阴唇。发作时,患者表情痛苦、坐卧不宁、辗转反侧、排尿困难、尿量减少,可以出现面色苍白、出冷汗、恶心、呕吐、低热等症状,甚至脉搏细速、血压下降。肾绞痛发作持续数分钟或数小时,经对症治疗可缓解,也可以自行缓解,缓解后可以毫无症状。肾绞痛可呈间歇性发作。部分患者疼痛呈持续性,伴阵发性加重。

2.血尿　血尿是肾结石的另一常见临床表现,常常在腰痛后发生。血尿产生的原因是结石移动或患者剧烈运动导致结石对肾集合系统的损伤。约80%患者可出现血尿,但大多数患者只表现为镜下血尿,其中只有10%左右的患者表现为全程肉眼血尿。部分患者可以只出现无痛性全程肉眼血尿,需要与泌尿系统肿瘤等其他疾病进行鉴别诊断。

3.排石　患者尿中排出结石时,可以确诊尿路结石诊断。应收集排出的结石并进行成分分析,以发现可能的代谢因素,利于结石的治疗和预防。排石常在肾绞痛发作后出现,也可以不伴有任何痛苦。

4.发热　肾绞痛时可能伴或不伴低热。由于结石、梗阻和感染可互相促进,肾结石造成梗阻可继发或加重感染,出现腰痛伴高热、寒战。部分患者可表现为间断发热。感染严重时可造成败血症。出现发热症状时,需要引起高度重视,及早进行抗感染、引流尿液处理,以预防全身严重感染的发生。

5.无尿和急性肾功能不全　双侧肾结石、功能性或解剖性孤立肾结石阻塞造成尿路急性完全性梗阻,可以出现无尿和急性肾后性肾功能不全的表现,如水肿、恶心、呕吐、食欲减退等。出现上述情况,需紧急处理,引流尿液。无尿患者可以伴或不伴腰痛。

6.肾积水和慢性肾功能不全　单侧肾结石造成的慢性梗阻常不引起症状,长期慢性梗阻的结果可能造成患侧肾积水、肾实质萎缩。孤立肾或双肾病变严重时可发展为尿毒症,出现贫血、水肿等相应临床表现。

（二）体征

肾结石造成肾绞痛、钝痛时,临床表现为"症状重、体征轻"。典型的体征是患侧肾区叩击痛。脊肋角和腹部压痛可不明显,一般不伴腹部肌紧张。肾结石慢性梗阻引起巨大肾积水时,可出现腹部包块。

三、肾结石的诊断

(一)肾结石的诊断原则

1.诊断依据　为病史、症状、体征、影像学检查和实验室检查。通过诊断需要明确是否存在结石,结石的位置、数目、大小、形态、可能的成分,肾脏功能,是否合并肾积水,是否合并尿路畸形,是否合并尿路感染,可能的病因以及既往治疗等情况。这些因素都在肾结石的治疗和预防方法选择中起重要作用。

2.鉴别诊断　肾结石应当与泌尿系统结核、各种可能出现肾脏钙化灶的疾病、各种引起上尿路梗阻的疾病相鉴别。

(二)病史

对于所有怀疑尿路结石诊断者,都应当全面采集病史,包括家族史、个人史和既往结石症状的发作和治疗等。25%的肾结石患者存在结石家族史。了解患者的居住和工作环境、饮食习惯、水摄入量,以及是否存在痛风、甲状旁腺功能亢进、远端肾小管性酸中毒、长期卧床、结节病、维生素D中毒、皮质醇增多或肾上腺功能不全、甲状腺功能亢进或低下、急性肾小管坏死恢复期、多发性骨髓瘤等各种代谢性疾病,既往结石发作情况,排石情况,治疗方法及结局,结石成分分析结果等。

(三)影像学检查

明确肾结石的主要影像学检查为B超、泌尿系统平片(KUB)及静脉尿路造影(IVU)、腹部CT。通过影像学检查不但要明确是否存在肾结石,还需明确肾结石的位置、数目、大小、形态、可能的成分,是否合并肾积水,是否合并尿路畸形等情况。当然,诊断肾结石的同时,还应当明确尿路其他部位是否存在结石。磁共振、逆行造影、顺行造影和放射性核素检查在肾结石及其相关诊断中也有一定的作用。

1.B超　由于B超简便、快捷、经济、无创,对肾结石的诊断准确性较高,是《CUA尿路结石诊疗指南》推荐的检查项目。B超可以发现2mm以上的肾结石,包括透X线的尿酸结石。B超还可以了解是否存在肾积水。肾结石的B超表现为肾脏集合系统中的强回声光团伴声影,伴或不伴肾盂肾盏扩张。肾结核的钙化在B超上的部位在肾实质,同时可能发现肾实质的破坏和空洞。但B超检查的不足之处是对于输尿管结石的诊断存在盲区,对肾功能的判断不够精确,对肾脏的钙化和结石的鉴别存在一定困难。

2.泌尿系统平片　KUB是《CUA尿路结石诊疗指南》推荐的常规检查方法。摄片前需要排空肠道,摄片范围包括全泌尿系统,从11胸椎至耻骨联合。90%左右的肾结石不透X线,在KUB平片上可显示出致密影。KUB平片可初步判断肾结石是否存在，以及肾结石的位置、数目、形态和大小，并且初步提示结石的化学性质。在 KUB 平片上，不同成分的结石显影程度从高到低依次为：草酸钙、磷酸钙和磷酸镁铵、胱氨酸、含钙尿酸盐结石。纯尿酸结石和黄嘌呤结石能够透过 X 线，在 KUB 平片上不显影，称为透 X 线结石或阴性结石。胱氨酸结石的密度低，在 KUB 平片上的显影比较浅淡。应当注意，KUB 片上致密影的病因有多种，初诊时不能只根据 KUB 平片确诊肾结石，更不能只凭 KUB 就进行体外碎石、手术等治疗。需要结合 B 超、静脉尿路造影或 CT 等与肾结核钙化、肿瘤钙化、腹腔淋巴结钙化、胆囊结石等其他致密影相鉴别。KUB 可用于肾结石治疗后的复查。

3.静脉尿路造影　又称静脉肾盂造影（IVU）。IVU 是《CUA 尿路结石诊疗指南》推荐的检查方法。在非肾绞痛发作期，KUB/IVU 是诊断尿路结石的"金标准"。IVU 应与 KUB 平片联合进行，通常在注射造影剂后 10min 和 20min 摄片。通过 IVU 可了解肾盂肾盏的解剖结构，确定结石在集合系统的位置，还可以了解分侧肾功能，确定肾积水程度，并与其他 KUB 平片上可疑的致密影相鉴别。KUB平片上不显影的尿酸结石在 IVU 片上表现为充盈缺损。如一侧肾脏功能受损严重而不显影时，延迟至 30min 以上拍片常可以达到肾脏显影的目的，也可应用大剂量造影剂进行造影。应当注意，肾绞痛发作时，急性尿路梗阻可能会导致患侧尿路不显影或显影不良，对分肾功能的判断带来困难，应尽量避免在肾绞痛发作时行 IVU。

在使用造影剂时，应当注意以下问题：①使用前应进行造影剂过敏试验，对于有过敏史或可能存在造影剂过敏风险时，可在检查前应用糖皮质激素和（或）抗组胺药物，并且避免使用离子型造影剂。②静脉使用造影剂可能导致肾脏灌注减低和肾小管损害。使用造影剂 3 日内血清肌酐增高超过 $44\mu mol/L$，如无其他合理解释，则考虑出现造影剂损害。危险因素包括：血清肌酐异常、脱水、超过 70 岁、糖尿病、充血性心衰、应用非甾体类抗炎药物或氨基糖苷类药物（应停药 24h 以上）等。应当避免在 48h 内重复使用造影剂。③糖尿病患者如服用二甲双胍，造影剂可能会加重其乳酸酸中毒。应在造影后停服二甲双胍 48h，如肾功能异常，还应在造影前停服 48h；如怀疑出现乳酸酸中毒，应检测血 pH、肌酐和乳酸。④未控制病情的甲状腺功能亢进者，禁用含碘造影剂。

4.逆行造影　通过膀胱镜进行输尿管逆行插管进行造影，为有创检查，不作为肾结石的常规检查手段。在 IVU 尿路不显影或显影不良、对造影剂过敏、不能明确 KUB 片上致密影的性质又无条件行 CT 检查时，可行逆行造影。逆行造影可以清晰直观地显示上尿路，判定是否同时存在肾盂输尿管连接部狭窄等解剖因素。

传统的逆行插管双曝光已很少应用。

5.顺行造影　已行肾穿刺造瘘者,可通过造瘘管顺行造影了解集合系统的解剖以及与结石的关系。

6.CT　CT 是《CUA 尿路结石诊疗指南》可选检查方法。CT 在尿路结石诊断中的应用越来越普及。螺旋 CT 平扫对肾结石的诊断准确、迅速,其准确率在 95%以上,高于 KUB 和 IVU,能够检出其他影像学检查中可能遗漏的小结石。而且不需要肠道准备,不必使用造影剂,不受呼吸的影响。CT 片上结石的不同的 CT 值可以反映结石的成分、硬度及脆性,可以为体外碎石等治疗方法的选择提供参考。增强 CT 能够显示肾脏积水的程度,观察肾实质的血供和造影剂的排泌情况、测算肾实质的体积,从而反映肾脏的形态和功能。CT 还能明确肾脏的解剖、结石的空间分布和周围器官的解剖关系,指导经皮肾镜等治疗。此外,CT 还可以发现其他腹腔内的病变。CT 增强及三维重建可以进行 CT 尿路显像(CTU),可以代替IVU。由于 CT 的诸多优势,有逐步代替 KUB/IVU 成为尿路结石的首选检查方法的趋势。

7.磁共振(MR)　MR 对尿路结石的诊断不敏感,结石在 MR 的 T_1、T_2 加权像上都表现为低信号。但磁共振水成像(MRU)能够了解上尿路梗阻的形态,而且不需要造影剂即可获得与静脉尿路造影同样的效果,不受肾功能改变的影响。适合于对造影剂过敏者、肾功能受损者、未控制的甲亢患者以及儿童和妊娠妇女等。

8.放射性核素检查　肾图和肾动态显像可以评价肾功能,并不受肾功能异常的影响,在肾功能异常时可以进行该检查。肾动态显像可以了解肾脏血流灌注状况、测定分肾肾小球滤过率以及判断是否存在尿路梗阻以及梗阻性质等信息,因此对手术方案的选择以及手术疗效的评价具有一定价值。此外,甲状旁腺[99m]Tc-MIBI([99]锝-甲氧异丁基异腈)显像是甲状旁腺功能亢进的定位诊断的最佳检查方法。

(四)实验室检查

通过实验室检查可以辅助结石的诊断,了解患者的肾功能、是否合并感染、是否合并代谢性疾病等。

1.尿常规　尿常规可以提供多种信息,在肾结石诊断中具有非常重要的意义。全部结石患者都应行尿常规检测。肾结石患者在绞痛发生后和运动后常出现镜下血尿。尿 WBC 增多和亚硝酸盐阳性表明结石合并细菌感染。尿 pH 与某些结石有关,如尿酸和胱氨酸在酸性尿中容易产生,用碱化尿液的方法进行溶石治疗时需要监测尿 pH;感染性结石患者的尿液呈碱性;如晨尿 pH 超过 5.8,应怀疑远端肾小管酸中毒的可能。尿中出现各种成分的结晶有助于结石的诊断。

2.尿培养及细菌敏感药物试验　尿 WBC 增多者，应行此项检查，以指导临床进行敏感抗生素的选择。

3.血常规　肾绞痛时可伴血 WBC 短时轻度增高。结石合并感染或发热时，血 WBC 可明显增高。结石导致肾功能不全时，可有贫血表现。

4.血生化检查　血清肌酐、尿素氮和肾小球滤过率反映总肾功能。肾功能不全时可出现高血钾或二氧化碳结合力降低。远端肾小管酸中毒时，可出现低钾血症和血氯增高。甲状旁腺功能亢进时骨溶解增加，可导致血碱性磷酸酶增高。

5.尿液代谢因素的检测　包括 24h 尿的尿量、钙、磷、镁、钠、钾、氯、草酸、枸橼酸、磷酸、尿酸、尿素、胱氨酸等。标本最好留两次。标本中加入适量盐酸可以预防尿液储存过程中析出草酸钙和磷酸钙沉淀，避免维生素 C 氧化成草酸，并预防尿液中细菌生长而改变尿液某些成分。在酸化尿液中尿酸和胱氨酸发生沉淀，如需检测其中的尿酸和胱氨酸，则必须加碱使其尿酸盐沉淀溶解。添加了叠氮化钠的尿液可以进行尿酸盐分析；由于尿液存放一段时间后其 pH 可能发生改变，检测尿 pH 值时需要收集新鲜晨尿。

6.血液代谢因素的有关检查　包括血钙、磷、钾、氯、尿酸、白蛋白等。测定血钙可以发现甲状旁腺功能亢进或其他导致高钙血症的原因，测定白蛋白可以矫正结合钙对血钙浓度的影响。如血钙浓度≥2.60mmol/L，应怀疑甲状旁腺功能亢进的可能，可以重复测定血钙并测定甲状旁腺激素（PTH）水平。尿酸结石患者血尿酸可能增高。肾小管酸中毒可以表现为低钾血症、高氯性酸中毒。

7.尿酸化试验　早餐后服用氯化铵 0.1g/kg 体重，饮水 150mL，上午 9 点开始每小时收集尿液测定 pH 并饮水 150mL，共进行 5 次。如尿 pH≤5.4 则不存在肾小管酸中毒。

8.结石成分分析　自发排出的结石、手术取石和体外碎石排出的结石应进行结石成分分析，以明确结石的性质，为溶石治疗和预防结石复发提供重要依据，还有助于缩小结石代谢异常的诊断范围。结石成分分析方法包括物理方法和化学方法两类。物理分析法比化学分析法精确，常用的物理分析法是 X 线晶体法和红外光谱法。红外光谱法既可分析各种有机成分和无机成分，又可分析晶体和非晶体成分，所需标本仅为 1mg。化学分析法的主要缺点是所需标本量较多，而且分析结果不很精确，但该法简单价廉，可以基本满足临床需要。

四、肾结石的治疗

（一）肾结石的治疗原则

（1）肾结石治疗的总体原则是：解除痛苦，解除梗阻，保护肾功能，有效祛除结石，治疗病因，预防复发。

（2）保护肾功能是结石治疗的中心。

（3）具体的治疗方法需要个体化，根据患者的具体情况选择适宜的治疗方法。

影响肾结石治疗的因素多样，包括患者的具体病情和医疗条件两大类。其中患者的病情包括结石的位置、数目、大小、形态、可能的成分、发作的急缓，肾脏功能，是否合并肾积水，是否合并尿路畸形，是否合并尿路感染，可能的病因，患者的身体状况以及既往治疗等情况，都影响结石具体治疗方法的选择。此外，医疗因素包括医生所掌握的治疗结石的技术和医院的医疗条件、仪器设备，也影响了结石治疗方法的选择。

肾结石的治疗主要包括以下内容：严重梗阻的紧急处理、肾绞痛的处理、合理有效祛除结石、病因治疗等方面。

（二）严重梗阻的紧急处理

结石引起的梗阻，如果造成肾积脓、肾功能不全、无尿等严重情况，危及患者生命，需要紧急处理。

梗阻合并感染可造成肾积脓、高热甚至感染中毒性休克。体外冲击波碎石后输尿管"石街"形成时，容易造成急性梗阻感染。患者有明显的腰部疼痛，体征出现明显肾区叩痛、腰大肌压迫征阳性，血白细胞明显增高。如广谱抗生素不能控制感染，需要紧急行超声或 CT 引导下经皮肾穿刺造瘘，充分引流，同时根据血培养或脓液的细菌培养、药物敏感试验结果，选择敏感抗生素。此时留置输尿管导管或双猪尾管亦有一定效果，但由于脓液黏稠，引流可能不充分，甚至脓液堵塞管腔。如未能留置双猪尾管，或留置双猪尾管 3 日体温仍得不到有效控制，需行肾穿刺造瘘。如引流及时充分，感染通常可以得到控制。待病情稳定后，再处理结石。

孤立肾或双肾肾后性完全梗阻，可造成少尿、无尿、甚至肾功能不全及尿毒症。有时患者并无明显疼痛，以无尿、恶心呕吐等症状就诊，影像学检查发现肾积水，如患者无感染表现，可行留置输尿管双猪尾管引流，如逆行插管失败，行超声引导肾穿刺造瘘。如病变为双侧，通常急诊只需处理肾实质好的一侧即可。如为急性肾后性梗阻，影像学显示肾实质厚度正常，梗阻解除后肾功能可能恢复，不必行急诊血液透析，待肾功能恢复后再处理结石。如为慢性梗阻，影像学显示肾脏萎缩、肾实质结构紊乱,则肾功能是否能恢复及恢复的程度,需要持续引流观察,而且在这种情况下,通常需要行双侧肾脏引流。如充分持续引流肾功能不恢复,则按照慢性肾功能不全处理。应当注意,在急性肾后性梗阻解除后,可出现多尿期,一般持续2～4d,尿量可能每日超过 4000mL,需要注意维持水、电解质平衡。

(三)肾绞痛的治疗

肾绞痛是泌尿外科的常见急症,需紧急处理。结石导致肾绞痛的原因通常为较小结石移动到肾盂输尿管连接部或进入输尿管所导致的上尿路急性梗阻。肾绞痛治疗前应与其他急腹症相鉴别。肾绞痛的主要治疗方法为药物镇痛、解痉。

肾绞痛急性发作期可以适当限制水的入量,利尿剂的应用和大量饮水可以加重肾绞痛的发作。

肾绞痛镇痛药物的使用遵循三级镇痛原则。一级镇痛药物为非甾体类镇痛抗炎药物。常用药物有双氯芬酸钠(扶他林,50mg,口服)、布洛芬(芬必得,0.3g,口服)和吲哚美辛栓(消炎痛,100mg,肛塞)等,具有中等程度的镇痛作用。双氯芬酸钠还能够减轻输尿管水肿,双氯芬酸钠 50mg 口服每日 3 次可明显减少肾绞痛的反复发作。但双氯芬酸钠会影响肾功能异常者的肾小球滤过率,但对肾功能正常者不会产生影响。二级药物为非吗啡类中枢镇痛剂,常用药物为曲马朵(50mg,口服),该药无呼吸抑制作用,无便秘,耐受性和依赖性很低。三级镇痛药物为较强的阿片类受体激动剂,具有较强的镇痛和镇静作用。常用药物有:布桂嗪(50～100mg,肌内注射);盐酸哌替啶(杜冷丁,50mg,肌内注射);盐酸吗啡(5mg,皮下或肌内注射)等。阿片类药物具有眩晕、恶心、便秘、呼吸抑制等不良反应,对于慢性肺通气功能障碍、支气管哮喘患者禁用。该类药物可加重肾绞痛患者的恶心呕吐,在治疗肾绞痛时避免单独使用阿片类药物,一般需要配合硫酸阿托品、氢溴酸山莨菪碱(654-2)等解痉类药物一起使用。

解痉药物包括:①M 型胆碱受体阻滞剂,常用药物有:硫酸阿托品(0.3～0.5mg,皮下、肌肉或静脉注射)和氢溴酸山莨菪碱(654-2,10mg,口服、肌肉或静脉注射),可以松弛输尿管平滑肌、缓解痉挛。青光眼患者禁用该类药物;②黄体酮(20mg,肌内注射)可以抑制平滑肌的收缩而缓解痉挛,对止痛和排石有一定的疗效,尤其适用于妊娠妇女肾绞痛者;③钙离子拮抗剂,硝苯地平(心痛定,10mg,口服或舌下含化),对缓解肾绞痛有一定的作用;④α 受体阻滞剂(坦索罗辛 0.2mg 口服、多沙唑嗪 4mg 口服等),近期国内外的一些临床报道显示,α 受体阻滞剂在缓解输尿管平滑肌痉挛,治疗肾绞痛中具有一定的效果。

此外,针灸也有一定的解痉止痛效果,常用穴位有肾俞、京门、三阴交或阿是穴等。

如经上述治疗肾绞痛不缓解,则可进行留置输尿管引流或急诊体外碎石、输尿管镜手术取石等处理。

(四)排石治疗

祛除肾结石的方法包括排石、溶石、体外冲击波碎石(ESWL)、输尿管镜碎石、经皮肾镜取石(PCNL)、腹腔镜或开放手术取石等方法。20年来,由于各种微创方法的不断发展和推广,ESWL、输尿管镜碎石、PCNL等技术的应用越来越普及,大多数肾结石可以通过上述微创方法得到有效治疗。传统的开放手术在肾结石的治疗中应用已逐步减少,但对那些需要同时解决解剖异常的结石患者,仍为一种有效治疗。具体采用何种方法治疗肾结石,主要取决于结石的大小、位置、数目、形态、成分。对于某位患者来说,应选择损伤相对更小、并发症发生率更低的治疗方式。此外,还要考虑肾脏功能、是否合并肾积水、是否合并尿路畸形、是否合并尿路感染、可能的病因、患者的身体状况以及既往治疗等情况。

1.排石　排石治疗的适应证为:肾结石直径≤6mm、未导致尿路梗阻或感染、疼痛症状可以得到有效控制。直径≤4mm的结石自然排石率为80%,再辅以排石药物,可进一步提高排石率。直径≥7mm的结石自然排石率很低。

排石治疗的措施有:①每日饮水3000mL以上,保持24h尿量2000mL,且饮水量应24h内均匀分配;②服用上述非甾体类药物或α受体阻滞剂、钙离子拮抗剂;③服用利湿通淋的中药,主要药物为车前子,常用成药有排石颗粒、尿石通等;常用的方剂如八正散、三金排石汤和四逆散等;④辅助针灸疗法,常用穴位有肾俞、中脘、京门、三阴交和足三里等。

较小肾盏结石可长期滞留,无临床表现,应严密观察,定期复查。如果结石增大、引起严重症状、造成肾积水或肾盏扩张、继发感染时,应行其他外科治疗。

2.溶石　溶石治疗是通过化学的方法溶解结石或结石碎片,以达到完全清除结石的目的,是一种有效的辅助治疗方式,常作为体外冲击波碎石、经皮肾镜取石、输尿管镜碎石及开放手术取石后的辅助治疗。主要用于尿酸结石和胱氨酸结石的治疗。溶石手段包括口服药物、增加尿量、经肾造瘘管注入药物等。其他结石也可尝试溶石治疗。

(1)尿酸结石

①碱化尿液:口服枸橼酸氢钾钠6～10mmol,每日3次,使尿液pH达到6.5～7.2。尿液pH过高可能导致感染性结石的发生。

②大量饮水,使24h尿量超过2000～2500mL。

③口服别嘌醇 300mg,每日 1 次,减少尿尿酸排出。

④减少产生尿酸的食品的摄入,如动物内脏等,每日蛋白质入量限制在 0.8g/(kg·d)。

⑤经皮溶石可选用三羟甲基氨基甲烷(THAM)液。

(2)胱氨酸结石

①碱化尿液:口服枸橼酸氢钾钠或碳酸氢钠,使尿液 pH 维持在 7.0 以上。

②大量饮水,使 24h 尿量超过 3000mL,且饮水量在 24h 内保持均匀分配。

③24h 尿胱氨酸排出高于 3mmol 时,可应用硫普罗宁(α-巯基丙酰甘氨酸)或卡托普利。

④经皮溶石可选用 0.3mol/L 或 0.6mol/L 的三羟甲基氨基甲烷(THAM)液,以及乙酰半胱氨酸。

(3)感染性结石:磷酸镁铵和碳酸磷灰石能被 10% 的肾溶石酸素(pH 3.5~4)及 Suby 液所溶解。具体的方法是在有效的抗生素治疗的同时,溶石液从一根肾造瘘管流入,从另一根肾造瘘管流出。溶石时间的长短取决于结石的负荷,完全性鹿角形结石往往需要比较长的时间才能被溶解。冲击波碎石后结石的表面积增加,增加了结石和溶石化学液的接触面积,有利于结石的溶解。该疗法的最大优点是不需麻醉即可实施,因此,也可作为某些高危病例或者不宜施行麻醉和手术病例的治疗选择。口服药物溶石的方案:①短期或长期的抗生素治疗。②酸化尿液:口服氯化铵 1g,每日 2~3 次,或者甲硫氨酸 500mg,每日 2~4 次。③对于严重感染者,使用尿酶抑制剂,如乙酰羟肟酸或羟基脲。建议使用乙酰羟肟酸 250mg,每日 2 次,服用 3~4 周。如果患者能耐受,则可将剂量增加到 250mg,每日 3 次。

3.有效祛除结石 祛除结石适应证包括结石直径≥7mm,结石造成尿路梗阻、感染、肾功能损害等。祛除结石的方法包括:体外冲击波碎石 ESWL、输尿管镜碎石、经皮肾镜取石 PCNL、手术取石等。CUA 尿路结石诊疗指南对这些方法的选择提出了推荐性意见,下面分别对这些方法进行介绍。

(1)体外冲击波碎石(ESWL):20 世纪 80 年代初体外冲击波碎石的出现,为肾结石的治疗带来了革命性变化。其原理是将液电、压电、超声或电磁波等能量,会聚到一个焦点上,打击结石,实现不开刀治疗肾结石。曾经 ESWL 几乎用于治疗全部肾结石,包括鹿角形肾结石。但随着经验积累,人们发现 ESWL 的各种并发症,如肾被膜下血肿、肾破裂、肾萎缩、输尿管"石街"形成、肾积脓、大结石的治疗时间长等。20 多年来,随着临床经验的积累和碎石机技术的发展,对 ESWL 的适应证、治疗原则及并发症的认识有了新的改变。第三代碎石机与早期碎石机相比,碎石效率提高，更安全，费用降低，而且更灵巧，还实现了多功能化。现代体外碎石机具备 X 线定位和 B 超定位双重方式。ESWL 具有创伤小、并发症少、可门诊进行等优点。

①ESWL 的适应证：直径≥7mm 的肾结石。对于直径 7～20mm 大小的各种成分的肾结石，并且不合并肾积水和感染者，ESWL 是一线治疗。对于直径＞20mm的肾结石，ESWL 虽然也能够成功碎石，但存在治疗次数多、时间长、排石问题多等缺点，采用 PCNL 能够更快更有效地碎石。ESWL 可与 PCNL 联合应用于较大肾结石。

②ESWL 的禁忌证：妊娠妇女、未纠正的出血性疾病、未控制的尿路感染、结石远端存在尿路梗阻、高危患者如心力衰竭和严重心律失常、严重肥胖或骨骼畸形、腹主动脉瘤或肾动脉瘤、泌尿系活动性结核等。

③治疗过程和复查：现代碎石机都采用干式碎石方式，患者平卧在碎石机上碎石。对于痛觉敏感或精神紧张者，可给予静脉镇痛药物。儿童患者，可给予全身麻醉。碎石后患者可出现血尿。可给予排石药物进行辅助。应收集尿液中的结石，进行结石成分分析。患者停止排石 2～3d 复查 KUB，以观察碎石效果，严密观察是否形成输尿管"石街"。残余结石较大者，可再次行 ESWL。残余结石较小者，应进行跟踪随访。

④ESWL 治疗次数和治疗时间间隔：ESWL 治疗肾结石一般不超过 3～5 次（具体情况依据所使用的碎石机而定），如结石较大或硬度较大，应该选择经皮肾镜取石术。ESWL 治疗肾结石的间隔时间目前无确定的标准，公认不能短于 1 周。通过研究肾损伤后修复的时间，现认为两次 ESWL 治疗肾结石的间隔以 10～14d 为宜。

⑤影响 ESWL 效果的因素：碎石效率除了与碎石机的效率有关，还与结石的大小、数目、位置和硬度有关。

a.结石的大小：结石越大，需要再次治疗的可能性就越大。直径＜20mm 的肾结石应首选 ESWL 治疗；直径＞20mm 的结石和鹿角形结石可采用 PCNL 或联合应用 ESWL。若单用 ESWL 治疗，建议于 ESWL 前插入双 J 管，防止"石街"形成阻塞输尿管。

b.结石的位置：肾盂结石容易粉碎，肾中盏和肾上盏结石的疗效较下盏结石好。对于下盏漏斗部与肾盂之间的夹角为锐角、漏斗部长度较长和漏斗部较窄者，ESWL 后结石的清除不利。可结合头低脚高位进行体位排石。

c.结石的成分：磷酸铵镁和二水草酸钙结石容易粉碎，尿酸结石可配合溶石疗法进行 ESWL,一水草酸钙和胱氨酸结石较难粉碎。

d.解剖异常:马蹄肾、异位肾和移植肾结石等肾脏集合系统的畸形会影响结石碎片的排出,可以采取辅助的排石治疗措施。

e.ESWL 的效果还与操作医生的经验有关:由于通常碎石治疗需要持续 30min左右,患者可以发生体位的变化,所以在碎石过程中,操作者需要经常校正碎石机焦点以对准结石,并且根据监测的碎石效果,调整碎石机的能量输出和打击次数。ESWL 是一项非常专业的技术,需要经过培训的泌尿外科医师进行操作。

⑥ESWL 并发症:ESWL 可能出现肾绞痛、肾被膜下血肿、肾破裂、局部皮肤瘀斑、输尿管"石街"形成、肾积脓、败血症等。长期并发症有肾萎缩。

对于出现肾绞痛的患者,按前述药物治疗方法进行治疗。局部皮肤瘀斑可以自愈,一般不需处理。

如患者出现较剧烈的腰部胀痛,怀疑肾被膜下血肿、肾破裂时,行 CT 检查明确。确诊者,严密监测腰部症状、体征、血红蛋白和影像学,通常卧床休息 1～2 周,对症治疗后可好转。对于不能控制的出血,可行选择性肾动脉栓塞。

输尿管"石街"形成、肾积脓、败血症者,应紧急行肾穿刺造瘘,同时应用敏感抗生素。为避免这几种并发症,重点在于预防。尽量不对直径＞20mm 的肾结石行ESWL 治疗,如需进行 ESWL,事先留置输尿管支架管。对于感染性结石,有发热历史、尿 WBC 增高者,ESWL 前预防性应用抗生素,并持续到碎石后至少 4d。

(2)经皮肾镜取石:经皮肾镜取石术(PCNL)于 20 世纪 80 年代中期开始在欧美一些国家开展。它是通过建立经皮肾操作通道,击碎并取出肾结石。由于可以迅速有效地祛除肾结石,很快得到推广。但是,早期的 PCNL 由于并发症较多、碎石效率低,经历了数年的低谷。随着各种肾镜的改进、激光、超声气压弹道碎石技术的开发,PCNL 在 20 世纪 90 年代以来,得到了更广泛的应用。1997 年国外学界提出微创经皮肾镜取石术(MPCNL),以减少手术并发症与肾实质的损伤,但仅用于治疗直径＜2cm 的肾结石、小儿肾结石或需建立第二个经皮肾通道的病例。我国学者从 1992 年开始采用"经皮肾微造瘘、输尿管镜碎石取石术",随着手术技巧日趋熟练与腔镜设备的改进,1998 年提出有中国特点的微创经皮肾镜取石术,并逐步在全国推广应用,使经皮肾镜取石技术的适应证不断扩大,并应用于大部分ESWL 和开放手术难以处理的上尿路结石。近年来大宗回顾性临床报道表明此方法较标准 PCNL 更易掌握和开展,成功率高,并发症较国外技术低。现在,经皮肾镜取石技术在肾结石的治疗中发挥着越来越重要的作用。

①PCNL 适应证:各种肾结石都可经 PCNL 治疗,对于直径＞2cm 的肾结石和＞

1.5cm 的肾下盏结石是一线治疗(无论是否伴有肾积水)。还包括:ESWL 难以击碎的直径<2cm 的肾结石,肾结石合并肾积水者,胱氨酸结石,有症状的肾盏或憩室内结石,蹄铁形肾结石,移植肾合并结石,各种鹿角形肾结石等。

②禁忌证

a.凝血异常者:未纠正的全身出血性疾病;服用阿司匹林、华法林等抗凝药物者,需停药 2 周,复查凝血功能正常才可以进行手术。

b.未控制的感染:合并肾积脓者,先行肾穿刺造瘘,待感染控制后,行 II 期 PC-NL。

c.身体状态差,严重心脏疾病和肺功能不全,无法承受手术者。

d.未控制的糖尿病和高血压患者。

e.脊柱严重后凸或侧凸畸形、极度肥胖或不能耐受俯卧位者为相对禁忌证,可以采用仰卧、侧卧或仰卧斜位等体位进行手术。

③PCNL 技术特点:PCNL 技术的核心是建立并维持合理的经皮肾通道。合理的经皮肾通道的基本组成为:皮肤—肾皮质—肾乳头—肾盏—肾盂。皮肤穿刺点多选在腋后线,经肾的背外侧少血管区域(Brodel 线)进入肾实质,出血的风险较低。至于穿刺肾的上、中、下盏,要便于操作,能最大限度地取出肾结石。

PCNL 分为 I 期和 II 期。I 期 PCNL 是建立通道后马上进行碎石,适用于各种肾结石;II 期 PCNL 是在建立通道 5～7d 后再行碎石,适用于合并感染、肾后性肾功能不全者需要引流者,I 期操作出血明显或残余结石者。I 期的优点是:一次操作,患者痛苦小,住院时间短、费用低,结石是否合并肾积水都可进行。缺点是:容易出血、视野不清,由于窦道未形成,操作鞘脱出后容易失败。II 期手术的优点是:窦道已经形成,出血少、视野清晰。缺点是患者治疗时间长,对于不积水的肾结石不易建立通道,而且由非手术医生建立的皮肾通道可能不是最佳通道,不利于术者操作。

通道的大小可以 F14～F30。一般将 F14～F20 称为微造瘘 mPCNL,F22～F24 称为标准通道,F26～F30 称为大通道。大多数肾结石可以通过单个通道治疗,对于复杂肾结石可以建立两个或多个通道。

④术前准备

a.影像学检查:术前需要进行必要的影像学检查,包括 KUB/IVP 加 CT 平扫,或 KUB 加 CT 增强。术前需要明确肾结石的数目、大小、分布,并对肾脏周围器官的解剖进行仔细评估,以选择最佳穿刺通道,以避免并发症的发生。

b.控制感染:尿常规异常、与结石有关的发热者,需要控制感染。治疗前应根据尿培养药敏试验选择敏感的抗生素，即使尿培养阴性，手术当天也应选用广谱抗生素预防感染。

c.签署患者知情同意书：虽然 PCNL 是一种微创手术，但它仍然存在一定风险，手术前应将残余结石、出血、周围器官损伤、情况严重时需中转开放手术、甚至需要行肾切除等情况以书面的形式告知患者及其家属。

⑤Ⅰ期 PCNL 手术步骤

a.麻醉：连续硬膜外麻醉，或蛛网膜下腔麻醉联合连续硬膜外麻醉，或全麻。

b.留置输尿管导管：膀胱镜下留置 F5～F7 输尿管导管，作用是：向肾盂内注水造成人工"肾积水"，利于经皮肾穿刺，对于不积水的肾结石病例更有作用；注入造影剂使肾盂肾盏显影，指导 X 线引导穿刺针；指导肾盂输尿管的位置；碎石过程中防止结石碎块进入输尿管；碎石过程中，通过输尿管导管加压注水，利于碎石排出。

c.体位：多采用俯卧位，但俯卧位不便于施行全麻。也可采用侧卧位、斜侧卧位。

d.定位：建立经皮肾通道需要 B 超或 X 线定位。X 线的优点是直观，缺点是有放射性，而且不能观察穿刺是否损伤周围脏器。B 超的优点是无辐射，可以实时监测穿刺避免周围脏器损伤，熟练掌握后穿刺成功快，术中还能明确残余结石位置，指导寻找结石，提高结石取净机会。缺点是不够直观，需要经过特殊培训才能掌握。

e.穿刺：穿刺点可选择在 12 肋下至 10 肋间腋后线到肩胛线之间的区域，穿刺经后组肾盏入路，方向指向肾盂。对于输尿管上段结石、肾多发性结石以及合并输尿管肾盂的接合处 UPJ 狭窄需同时处理者，可首选经肾后组中盏入路，通常选 11 肋间腋后线和肩胛下线之间的区域作穿刺点。穿刺上、下组肾盏时，须注意可能会发生胸膜和肠管的损伤。穿刺成功后，有尿液溢出。将导丝经穿刺针送入肾盂。该导丝在 PCNL 中具有重要作用，在随后的操作中，必须保持导丝不脱出。撤穿刺针，记住穿刺针的方向和穿刺深度。

f.扩张：用扩张器沿导丝逐级扩张至所需要的管径。扩张器进入的方向要与穿刺针进入的方向一致。扩张器进入的深度不能超过穿刺针进入的深度，否则进入过深容易造成肾盂壁的损伤或穿透对侧肾盂壁，造成出血，而且无法用肾造瘘管压迫止血。扩张器可使用筋膜扩张器、Amplatz 扩张器、高压球囊扩张器或金属扩张器扩张，具体使用哪种扩张器以及扩张通道的大小，必须根据医师的经验以及当时具备的器械条件决定。扩张成功后，将操作鞘置入肾盏。

g.腔内碎石与取石：较小结石可直接取出，较大结石可利用钬激光、气压弹道、超声、液电器械等击碎。碎石过程中需保持操作通道通畅,避免肾盂内压力增高,造成水中毒或菌血症。碎石可用冲洗和钳取方式取出。带吸引功能的超声气压弹道碎石器可在碎石同时吸出结石碎片,使肾内压降低,尤其适用于体积较大的感染性结石患者。根据情况决定是否放置双J管。手术结束时留置肾造瘘管可以压迫穿刺通道、引流肾集合系统、减少术后出血和尿外渗,有利于再次处理残石,而且不会增加患者疼痛的程度和延长住院的时间。有些医生尝试术后不留置造瘘管,对于初学者不适用。

h.术后处理:监测生命体征和引流液颜色,防治水中毒、感染等。术后1d复查KUB,如无残余结石,可于术后1~2d拔除肾造瘘管。如存在残余结石,根据情况进行Ⅱ期PCNL,多通道PCNL、联合ESWL、残余尿酸胱氨酸结石可通过造瘘管进行溶石治疗。

⑥常见并发症及其处理

a.肾实质出血:是Ⅰ期经皮肾镜操作的常见并发症。通常为静脉性出血。术中肾实质出血常可通过操作鞘压迫控制,如术中出血严重,应停止手术,用气囊导管压迫控制,择期行Ⅱ期手术。术后出血可夹闭肾造瘘管,通常出血可得到控制。如出血较多,需要及时输血。动脉性出血较严重,如出血不能得到控制、血红蛋白进行性下降者,可行动脉造影检查,必要时行选择性肾动脉栓塞。若出血凶险难以控制,应及时改开放手术,以便探查止血,必要时切除患肾。

b.邻近脏器损伤:肋间穿刺可能损伤胸膜、肝、脾,利用超声引导穿刺可以避免。一旦发现患者出现胸痛、呼吸异常,怀疑气胸或液气胸,应立即停止手术,留置肾造瘘管并保持引流通畅,留置胸腔闭式引流。穿刺位点偏下或偏前,可能损伤肠管,重在预防和及时发现,并做出符合外科原则的处理。

c.集合系统穿孔:操作中器械移动幅度过大可造成集合系统穿孔,如保持操作通道通畅,小的穿孔可不必处理。如穿孔造成出血、水吸收等应停止手术,放置输尿管支架管及肾造瘘管,充分引流。择期行Ⅱ期手术。

d.稀释性低钠血症:手术时间过长、高压灌注造成水吸收过多所致。停止手术,急查电解质,予高渗盐水、利尿、吸氧等治疗可缓解。

e.感染和肾周积脓:重在预防,术前控制泌尿系统感染,肾积水明显者予充分引流。手术后保持输尿管导管、肾造瘘管通畅非常重要,并予抗生素治疗。

⑦开展PCNL注意事项:PCNL是一项技术要求很高的操作,需要术者具有相当的专业技术和经验,应在有条件的医院施行。开展PCNL前,应利用模拟器械、动物手术等进行模拟训练。开展手术早期宜选择简单病例,如:单发肾盂结石合并

中度以上肾积水,患者体形中等,无其他伴随疾病。复杂或体积过大的肾结石手术难度较大,应在经验丰富的医生指导下手术。合并肾功能不全者或肾积脓先行经皮肾穿刺造瘘引流,待肾功能改善及感染控制后再Ⅱ期取石。完全鹿角形肾结石可分期多次多通道取石,但手术次数不宜过多(一般单侧取石不超过 3 次),每次手术时间不宜过长,需视患者耐受程度而定。

(3)输尿管肾镜碎石:虽然直径<2cm 的肾结石首选 ESWL 治疗,但随着输尿管镜技术的发展,近年来利用逆行输尿管肾镜(RIRS)成功治疗肾结石,与 ESWL 相比,RIRS 虽然是有创治疗,但其碎石效果精确、彻底。RIRS 主要利用软输尿管镜。软输尿管镜型号 F7.5 左右,容易达到肾盂。为了观察到全部肾盏,需要 X 线透视辅助。

①适应证:直径<2cm 的肾结石。尤其适用于 ESWL 定位困难、X 线阴性的肾结石,ESWL 治疗效果不好的嵌顿性肾下盏结石和坚韧结石(如一水草酸钙结石、胱氨酸结石等),极度肥胖、严重脊柱畸形建立 PCNL 通道困难者,不能停用抗凝药物者及肾盏憩室内结石。

②禁忌证:不能控制的全身出血性疾病;未控制的泌尿道感染;严重的心肺功能不全,无法耐受手术;严重尿道狭窄及输尿管狭窄;严重髋关节畸形,截石位困难。

③术前准备:术前准备与 PCNL 相似,主要内容包括通过 KUB/IVP 和 CT 精确定位结石,术前控制尿路感染,预防性应用抗生素等。

④操作方法:采用逆行途径,向输尿管插入导丝,经输尿管硬镜或者软镜镜鞘扩张后,软输尿管镜沿导丝进入肾盂并找到结石。使用 $200\mu m$ 软激光传导光纤,利用钬激光将结石粉碎成易排出的细小碎粒。部分较大碎石可利用镍制套石网篮取出。使用输尿管软镜配合 $200\mu m$ 可弯曲的(钬激光)纤维传导光纤,可以到达绝大多数的肾盏。盏颈狭窄者,可以利用钬激光光纤切开狭窄的盏颈,再行碎石。

钬激光配合 $200\mu m$ 的纤维传导光纤,是目前逆行输尿管软镜治疗肾结石的最佳选择。综合文献报道,结石清除率为 71%～94%。逆行输尿管软镜治疗肾结石可以作为 ESWL 和 PCNL 的有益补充。

⑤逆行输尿管软镜治疗肾结石的影响因素

a.结石的大小:结石的大小与碎石后清除率成负相关。对于大的肾结石,手术的时间和风险会相应增加。直径>2cm 的肾结石,碎石时间常常需要 1h 以上,术者和患者应有充分的思想准备并密切配合。

b.肾盂肾下盏夹角:当肾盂肾下盏夹角过小,例如<90°时,将会影响输尿管镜末端的自由转向,从而影响激光光纤抵达部分结石,影响碎石效果。

c.软输尿管肾镜的技术要求非常高,需要术者具备相当的腔镜操作经验。

⑥并发症及其处理:近期并发症包括败血症、"石街"形成、输尿管损伤、尿路感染等,发生率5%~9%。

输尿管撕脱为较严重的并发症,可采用自体肾移植或肠代输尿管治疗,重在预防。导丝的应用和X线透视辅助对预防输尿管撕脱有帮助。如操作中发现输尿管阻力大或发现输尿管裂伤明显,应及时终止手术。

发现输尿管穿孔,可留置输尿管支架管2周。

远期并发症主要是输尿管狭窄,发生率约1%,与所用器械和术者经验非常有关。

(4)开放手术或腹腔镜手术取石:近年来,随着体外冲击波碎石和腔内泌尿外科技术的发展,特别是经皮肾镜和输尿管镜碎石取石术的广泛应用,开放性手术在肾结石治疗中的运用已经显著减少。在某些医院,肾结石病例中开放手术仅占1%~5.4%。但是,开放性手术取石在某些情况下仍具有极其重要的临床应用价值。

①适应证:

a.ESWL、PCNL、URS手术或治疗失败,或上述治疗方式出现并发症须开放手术处理。

b.骨骼系统异常不能摆ESWL、PCNL、URS体位者。

c.肾结石合并解剖异常者,如肾盂输尿管连接部狭窄、漏斗部狭窄、肾盏憩室等。这些解剖异常需要在取石同时进行处理。

d.异位肾、马蹄肾等不易行ESWL、PCNL、URS等手术者。

e.同时需要开放手术治疗其他疾病。

f.无功能肾需行肾切除。

g.小儿巨大肾结石,开放手术简单,只需一次麻醉。

②手术方法:包括肾盂切开取石术、肾盂肾实质联合切开取石术、无萎缩性肾实质切开取石术、无功能肾切除术和肾脏部分切除术、肾盂输尿管连接部成形术等。这些手术方式现在基本可以通过腹腔镜手术来完成。一般来说,腹腔镜手术比开放手术出血少、并发症少、住院时间短、恢复快,但手术时间较长。腹腔镜手术需要经过专门培训,还需要完善的设备支持。

4.特殊情况的治疗

（1）鹿角形肾结石：鹿角形肾结石是指充满肾盂和至少1个肾盏的结石。部分性鹿角形结石仅仅填充部分集合系统，而完全性鹿角形结石则填充整个肾集合系统。新发的鹿角形肾结石都应该积极治疗，患者必须被告知积极治疗的益处与相关的风险。在大多数的情况下，PCNL应作为首选的治疗手段；若肾解剖正常，体积小的鹿角形肾结石可考虑单用ESWL治疗，碎石前应先保证充分的引流；若结石无法通过合理次数的微创技术处理，可考虑采用开放手术。

鹿角形肾结石以单通道的经皮肾取石术有时无法清除所有结石，可以建立第2、第3条微创经皮肾通道，进行多通道碎石取石术。多通道的建立时间，通常在第1通道变为成熟通道的基础上才可以进行，一般在Ⅰ期手术后5～7d。对于操作熟练者如手术顺利，可一期进行多通道穿刺。由于第2、第3通道仅需扩张至F14～F18，损伤和出血的危险较小，安全性较高。多通道形成后可加快取石的速度，提高对鹿角形肾结石的清除能力。

完全性鹿角形肾结石可分期多次取石，对巨大的结石可采用多通道取石，但手术的次数不宜过多（一般单侧取石≤3次），每次手术的时间不宜过长。必要时需视患者的耐受程度和医生的经验，联合应用ESWL辅助或PCNL—ESWL—PCNL"三明治疗法"。

若无很好的条件和经验开展PCNL，鹿角形结石可采用开放性手术治疗。可以选择的手术包括扩大的肾盂肾盏切开取石术、无萎缩性肾实质切开取石术、复杂的放射状肾实质切开术和低温下肾脏手术。

（2）马蹄肾肾结石：马蹄肾肾结石可采用PCNL，也可采用开放手术取石。马蹄肾的两肾下极多在脊柱前方融合成峡部，输尿管与肾盂高位连接，伴有肾旋转不良，各组肾盏朝向背侧。因肾脏位置较正常低，肾上极更靠后外侧，故穿刺时多从背部经肾上盏或中盏入路。由于输尿管上段在峡部前侧位跨越行走并与肾盂连接，UPJ处呈坡状，肾盏漏斗部狭长，造成术后残石很难自行排出，尤其是肾下盏结石，所以手术中应尽量清除所有结石，必要时进行多通道碎石取石术。如果UPJ的高位连接未造成明显的功能性梗阻，一般可不予处理。

马蹄肾结石如需行ESWL，应根据肾在体表的投影，取俯卧位行ESWL治疗（即冲击波从前腹进入体内）。

（3）孤立肾肾结石：孤立肾肾结石患者由于代偿性肾增大，肾皮质厚，在PCNL手术中，穿刺、扩张时容易出血。可采用微造瘘mPCNL，建立F14～F18皮肾通道，对肾皮质的损伤减少，出血的概率较低。另外，分两期手术较安全。手术的关键在于解除梗阻,改善肾功能,采用合理的通道大小和取石次数。对于难以取净的残石可术后结合 ESWL 治疗。每次治疗后必须监测肾功能的变化,治疗间隔的时间适当延长。

若无很好的条件和经验开展 PCNL,也可采用开放手术取石。

(4)移植肾肾结石:移植肾为孤立功能肾,患者长期服用免疫抑制剂,抵抗力低下,合并肾结石时应采取创伤小、效果确切的治疗方法。推荐肾移植伴肾结石的患者采用 ESWL 和 PCNL 治疗。由于移植肾位于髂窝,位置表浅,经皮肾穿刺容易成功。

移植肾及输尿管均处于去神经状态,因此,可以在局麻＋静脉镇痛下进行手术。一般来说,患者采用仰卧位。但是,如果合并输尿管狭窄,则采用截石位。

移植肾的输尿管膀胱吻合口多位于膀胱顶侧壁,输尿管逆行插管不易成功。术中可先 B 超定位,穿刺成功后注入造影剂,然后在 X 线定位下穿刺目标肾盏。

手术时间不宜过长,出血明显时应待 II 期手术取石。

(5)肾盏憩室结石:肾盏憩室结石可采用 PCNL 或逆行输尿管软镜来处理。后腹腔镜手术也可用于治疗肾盏憩室结石。通常不采用 ESWL 治疗,因为肾集合系统和憩室之间的连接部相对狭窄,即使碎石效果较好,结石仍有可能停留在原处而无法排出。

mPCNL 治疗时,术中经预置的导管逆行注入亚甲蓝帮助寻找狭小的漏斗部开口,取石后将狭窄部切开或扩张,并放置一根 F6 双 J 管,并留置 30d。

腹侧的肾盏憩室可以经腹腔镜下切除,去除结石,缝合憩室口。

(6)盆腔肾肾结石:对于肾脏位于盆腔的患者,推荐使用 ESWL 治疗。PCNL 的难度大,一般不宜采用,必要时可采取开放手术或腹腔镜手术。

(7)髓质海绵肾肾结石:海绵肾表现为部分肾髓质集合管的囊状扩张,形成的结石一般位于肾乳头的近端,结石细小呈放射状分布。只要结石不引起梗阻,一般不需处理。经皮肾取石术难以处理此类结石,而且极易损伤肾乳头,日后形成的瘢痕会造成集合管的梗阻。较大的结石或结石排至肾盂或肾盏引起梗阻时,可采用 ESWL、RIRS 或 PCNL 治疗。口服枸橼酸制剂及维生素 B_6,增加液体的摄入以抑制结石的生长。

(8)小儿肾结石:小儿肾结石一般可用 ESWL 治疗,因小儿的代偿能力较强,排石能力较成人强,单纯碎石的指征较成人稍宽。若结石较大而梗阻不严重,应先置双 J 管后碎石;如碎石效果不佳或结石梗阻严重,则可采取微创经皮肾取石解决。一般情况下不宜双侧同时碎石或经皮取石。

(9)过度肥胖的患者:对于过度肥胖的患者,患者皮肤至结石的距离过大,ESWL定位困难,因而不易成功,推荐选用PNL或开放手术。标准经皮肾取石术使用的肾镜太短,不适合这类患者的手术操作,过去曾被认为是手术的禁忌证。但是,微创经皮肾取石术由于使用了长而纤细的内镜,只需在扩张通道时使用加长的工作鞘。

肥胖患者对俯卧位耐受差,易发生通气障碍,体位可采用患侧垫高45°的斜仰卧位,患者相对更易耐受手术。必要时可采取气管插管全麻。

由于皮肾通道较长,留置的肾造瘘管术后容易脱出,可以放置F14~F16的末端开口的气囊导尿管,向外轻轻牵引后皮肤缝线固定。X线透视下注入造影剂,确保气囊位于肾盏内。

5.结石治疗的注意事项

(1)双侧上尿路结石的处理原则:双侧上尿路同时存在结石约占结石患者的15%,传统的治疗方法一般是对两侧结石进行分期手术治疗,随着体外碎石、腔内碎石设备的更新与泌尿外科微创技术的进步,对于部分一般状况较好、结石清除相对容易的上尿路结石患者,可以同期微创手术治疗双侧上尿路结石。

双侧上尿路结石的治疗原则为:

①双侧输尿管结石,如果总肾功能正常或处于肾功能不全代偿期,血肌酐值<178.0μmol/L,先处理梗阻严重一侧的结石;如果总肾功能较差,处于氮质血症或尿毒症期,先治疗肾功能较好一侧的结石,条件允许,可同时行对侧经皮肾穿刺造瘘,或同时处理双侧结石。

②双侧输尿管结石的客观情况相似,先处理主观症状较重或技术上容易处理的一侧结石。

③一侧输尿管结石,另一侧肾结石,先处理输尿管结石,处理过程中建议参考总肾功能、分肾功能与患者一般情况。

④双侧肾结石,一般先治疗容易处理且安全的一侧,如果肾功能处于氮质血症或尿毒症期,梗阻严重,建议先行经皮肾穿刺造瘘,待肾功能与患者一般情况改善后再处理结石。

⑤孤立肾上尿路结石或双侧上尿路结石致急性梗阻性无尿,只要患者情况许可,应及时外科处理,如不能耐受手术,应积极试行输尿管逆行插管或经皮肾穿刺造瘘术,待患者一般情况好转后再选择适当的治疗方法。

⑥对于肾功能处于尿毒症期,并有水、电解质和酸碱平衡紊乱的患者,建议先行血液透析,尽快纠正其内环境的紊乱,并同时行输尿管逆行插管或经皮肾穿刺造

瘘术,引流肾脏,待病情稳定后再处理结石。

(2)合并尿路感染结石的处理原则:由于结石使尿液淤滞易并发感染,同时结石作为异物促进感染的发生,两者可相互促进,对肾功能造成严重破坏。在未去除结石之前,感染不易控制,严重者可并发菌血症或脓毒血症,甚至危及生命。

所有结石患者都必须进行菌尿检查,必要时行尿培养。当菌尿试验阳性,或者尿培养提示细菌生长,或者怀疑细菌感染时,在取石之前应该使用抗生素治疗。对于梗阻表现明显、集合系统有感染的结石患者,需进行置入输尿管支架管或经皮肾穿刺造瘘术等处理。

上尿路结石梗阻并发感染,尤其是急性炎症期的患者不宜碎石,否则易发生炎症扩散甚至出现脓毒血症,而此类患者单用抗生素治疗又难以奏效,此时亦不宜行输尿管镜取石。通过经皮肾微穿刺造瘘及时行梗阻以上尿路引流可减轻炎症,使感染易于控制,避免感染及梗阻造成肾功能的进一步损害。经皮肾微穿刺造瘘术的应用扩大了体外冲击波碎石及腔镜取石的适应证,可减少并发症,提高成功率,两者合并应用是上尿路结石梗阻伴感染的理想治疗方法。

结石并发尿路真菌感染是临床治疗的难点,常见于广谱抗生素使用时间过长。出现尿路真菌感染时,应积极应用敏感的抗真菌药物。但是,全身应用抗真菌药物不良反应大,可能加重肾功能的损害,采用局部灌注抗真菌药治疗上尿路结石并发真菌感染是控制真菌感染的好方法。

(3)残石碎片的处理:残石碎片常见于 ESWL 术后,也可见于 PCNL、URS 术以及复杂性肾结石开放取石术后,最多见于下组肾盏。结石不论大小,经 ESWL 治疗后都有可能形成残石碎片。结石残余物的直径不超过 4mm,定义为残余碎片,直径≥5mm 的结石则称为残余结石。

残石碎片可导致血尿、疼痛、感染、输尿管梗阻及肾积水等并发症的发生。无症状的肾脏残余结石增加了结石复发的风险,残石可以为新结石的形成提供核心。感染性结石的患者在进行治疗后,如伴有结石残留,则结石复发的可能性更大。对于无症状、石块不能自行排出的患者,应该依据结石情况进行相应的处理。有症状的患者,应积极解除结石梗阻,妥善处理可能出现的问题;同时应采取必要的治疗措施以消除症状。有残余碎片或残余结石的患者应定期复查以确定其致病因素,并进行适当预防。

关于"无临床意义的残石碎片"的定义存在很多争论。对伴有残余结石碎片的患者,长期随访研究表明:随着时间延长,残片逐渐增大,结石复发率增加,部分患者需重复进行取石治疗。

对下组肾盏存在结石或碎片且功能丧失的患者,下极肾部分切除术可以作为治疗选择之一。对于上、中组肾盏的结石,可采用输尿管软镜直接碎石。经皮化学溶石主要适用于含有磷酸镁铵、碳酸盐、尿酸及胱氨酸和磷酸氢钙的结石。

对于残余结石直径＞20mm 的患者,可采用 ESWL 或 PCNL 治疗,在行 ESWL 前,推荐置入双 J 管,可以减少结石在输尿管的堆积,避免出现"石街"。

(4)"石街"的治疗:"石街"为大量碎石在输尿管与男性尿道内堆积没有及时排出,堆积形成"石街",阻碍尿液排出,以输尿管"石街"为多见。

输尿管"石街"形成的原因有:

①一次粉碎结石过多。

②结石未能粉碎为很小的碎片。

③两次碎石间隔时间太短。

④输尿管有炎症、息肉、狭窄和结石等梗阻。

⑤碎石后患者过早大量活动。

⑥ESWL 引起肾功能损害,排出碎石块的动力减弱。

⑦ESWL 术后综合治疗关注不够。如果"石街"形成 2 周后不及时处理,肾功能恢复将会受到影响;如果"石街"完全堵塞输尿管,6 周后肾功能将会完全丧失。

在对较大的肾结石进行 ESWL 之前常规放置双 J 管,"石街"的发生率大为降低。无感染的"石街"可继续用 ESWL 治疗,重点打击"石街"的远侧较大的碎石。对于有感染迹象的患者,给予抗生素治疗,并尽早予以充分引流,常采用经皮肾穿刺造瘘术,通常不宜放置输尿管支架管。待感染控制后,行输尿管镜手术,可联合 PCNL。

(5)妊娠合并结石的治疗:妊娠合并尿路结石较少见,发病率小于 0.1%,其中妊娠中、晚期合并泌尿系结石较妊娠早期者多见。妊娠合并结石的临床表现主要有腰腹部疼痛、恶心呕吐、膀胱刺激征、肉眼血尿和发热等,与非妊娠期症状相似,且多以肾绞痛就诊。

鉴于 X 线对胎儿的致畸等影响,妊娠合并结石患者禁用放射线检查包括 CT。MRI 检查对肾衰竭患者以及胎儿是安全的,特别是结石引起的肾积水,采用磁共振泌尿系水成像(MRU)能清楚地显示扩张的集合系统,能明确显示梗阻部位。B 超对结石的诊断准确率高且对胎儿无损害,可反复应用,为首选的方法。通过 B 超和尿常规检查结合临床表现诊断泌尿系结石并不困难。

妊娠合并结石首选保守治疗,禁止行 ESWL(无论是否为 B 超定位)。应根据结石的大小、梗阻的部位、是否存在着感染、有无肾实质损害以及临床症状来确定治疗方法。原则上对于结石较小、没有引起严重肾功能损害者,采用综合排石治疗,包括多饮水、适当增加活动量、输液利尿、解痉、止痛和抗感染等措施促进排石。

对于妊娠的结石患者,保持尿流通畅是治疗的主要目的。通过局麻下经皮肾穿刺造瘘术、置入双J管或输尿管支架等方法引流尿液,可协助结石排出或为以后治疗结石争取时间。妊娠期间麻醉和手术的危险很难评估,妊娠前3个月(早期)全麻会导致畸胎的概率增加,但是,一般认为这种机会很小。提倡局麻下留置输尿管支架,建议每2个月更换1次支架管以防结石形成被覆于支架管。肾积水并感染积液者,妊娠22周前在局麻及B超引导下进行经皮肾造瘘术为最佳选择,引流的同时尚可进行细菌培养以指导治疗。与留置输尿管支架管一样,经皮肾穿刺造瘘也可避免在妊娠期进行对妊娠影响较大的碎石和取石治疗。

第二节　输尿管结石

输尿管结石是泌尿系统结石中的常见疾病,发病年龄多为20～40岁,男性略高于女性。其发病率约占上尿路结石的65%。其中90%以上是继发性结石,即结石在肾内形成后降入输尿管。原发于输尿管的结石较少见,通常合并输尿管梗阻、憩室等其他病变。所以输尿管结石的病因与肾结石基本相同。从形态上看,由于输尿管的塑形作用,结石进入输尿管后常形成圆柱形或枣核形,亦可由于较多结石排入,形成结石串俗称"石街"。

解剖学上输尿管的3个狭窄部将其分为上、中、下三段:肾盂输尿管连接部;输尿管与髂血管交叉处;输尿管的膀胱壁内段,此3处狭窄部常为结石停留的部位。除此之外,输尿管与男性输精或女性子宫阔韧带底部交叉处以及输尿管与膀胱外侧缘交界处管径较狭窄,也容易造成结石停留或嵌顿。过去的观点认为,下段输尿管结石的发病率最高,上段次之,中段最少。但最新的临床研究发现,结石最易停留或嵌顿的部位是输尿管的上段,约占全部输尿管结石的58%,其中又以第3腰椎水平最多见;而下段输尿管结石仅占33%。在肾盂及肾盂输尿管连接部起搏细胞的影响下,输尿管有节奏地蠕动,推动尿流注入膀胱。因此,在结石下端无梗阻的情况下,直径≤0.4cm的结石约有90%可自行降至膀胱随尿流排出,其他情况则多需要进行医疗干预。

一、输尿管结石的临床表现

(一)症状

1.疼痛

(1)中、上段输尿管结石:当结石停留在一个特定区域而无移动时,常引起输尿管完全或不完全性的梗阻,尿液排出延迟引起肾脏积水,可出现腰部胀痛、压痛及叩痛。随着肾脏"安全阀"开放引起尿液静脉、淋巴管或肾周反流,肾内压力降低,疼痛可减轻,甚至完全消失。而当结石随输尿管蠕动和尿流影响,发生移动时,则表现为典型的输尿管绞痛。上段输尿管结石一般表现为腰区或胁腹部突发锐利的疼痛,并可放射到相应的皮肤区及脊神经支配区,如可向同侧下腹部、阴囊或大阴唇放射。值得注意的是,腰背部皮肤的带状疱疹经常以单侧腰胁部的疼痛出现,在疱疹出现前几乎无法确诊,因此常与肾脏或输尿管上段的结石相混淆,需要仔细询问病史以排除可能性。中段的输尿管结石表现为中、下腹部的剧烈疼痛。这种患者常以急腹症就诊,因此常需与腹部其他急症相鉴别。例如右侧需考虑急性阑尾炎、胃、十二指肠溃疡穿孔;左侧需考虑急性肠憩室炎、肠梗阻、肠扭转等疾病。在女性还需要注意排除异位妊娠导致输卵管破裂、卵巢蒂扭转、卵巢破裂等疾病,以免造成误诊。

(2)下段输尿管结石:下段输尿管结石引起疼痛位于下腹部,并向同侧腹股沟放射。当结石位于输尿管膀胱连接处时,由于膀胱三角区的部分层次由双侧输尿管融合延续而来,因此可表现为耻骨上区的绞痛,伴有尿频、尿急、尿痛等膀胱刺激征,排尿困难。在男性还可放射至阴茎头。牵涉痛产生于髂腹股沟神经和生殖股神经的生殖支神经。因此在排除泌尿系统感染等疾病后,男性患者需要与睾丸扭转或睾丸炎相鉴别;在女性则需要与卵巢疾病相鉴别。

2.血尿
约90%的患者可出现血尿,而其中10%为肉眼血尿,还有一部分患者由于输尿管完全梗阻而无血尿。输尿管结石产生血尿的原因为:结石进入输尿管引起输尿管黏膜受损出血或引起感染。因此一般认为,先出现输尿管绞痛而后出现血尿的患者应首先考虑输尿管结石;而当先出现大量肉眼血尿,排出条索状或蚯蚓状血块,再表现为输尿管绞痛的患者则可能是由于梗阻上端来源的大量血液排入输尿管后未及时排出,凝固形成血块引起绞痛,因此需要首先排除肾脏出血性疾病,例如肾盂恶性肿瘤或者肾小球肾炎等肾脏内科疾病。

3.感染与发热
输尿管结石可引起梗阻,导致继发感染引起发热,其热型以弛张热、间歇热或不规则发热为主。严重时还可引起中毒性休克症状,出现心动过速、低血压、意识障碍等症状。产脲酶的细菌感染(如变形杆菌、铜绿假单胞菌、枯草杆菌、产气肠杆菌等)还可形成感染性结石,进一步加重梗阻。尽管抗生素治疗有时可以控制症状,但许多情况下,在解除梗阻以前,患者的发热不能得到有效的改善。

4.恶心、呕吐　输尿管与胃肠有共同的神经支配,因此输尿管结石引起的绞痛常引起剧烈的胃肠道症状,表现出恶心、呕吐等症状。这一方面为其诊断提供了重要的线索,但更多情况下往往易与胃肠或胆囊疾病相混淆,造成误诊。当与血尿等症状同时出现时,有助于鉴别。

5.排石　部分患者以排尿过程中发现结石为主诉就诊,其中有部分患者已确诊患有结石,行碎石治疗后,结石排出;还有部分患者既往无结石病史。排石的表现不一,从肉眼可见的结石颗粒到浑浊的尿液,常与治疗方式及结石的成分有关。

6.其他　肾脏移植术后输尿管结石的患者,由于移植物在手术过程中神经、组织受到损伤,发生结石后一般无明显症状,多在移植术后随访过程中通过超声波探查发现。妊娠后子宫增大,压迫输尿管,导致尿液排出受阻可并发结石,其发病率$<0.1\%$,其中又以妊娠中晚期合并泌尿系结石较多见。临床表现主要有腰腹部疼痛、恶心呕吐、膀胱刺激征、肉眼血尿和发热等,与非妊娠期症状相似,且多以急腹症就诊,但需要与妇产科急症相鉴别。尽管输尿管结石的患者多由于上述主诉而就医,但不可忽视少数患者可无任何临床症状,仅在体检或者治疗结石后随访中发现输尿管结石。

(二)体征

输尿管绞痛的患者,表情痛苦,卧位,辗转反复变换体位。输尿管上段结石常可表现为肾区、胁腹部的压痛和叩击痛。输尿管走行区域可有深压痛,但除非伴有尿液外渗,否则无腹膜刺激征,可与腹膜腔内的脏器穿孔、感染相鉴别。有时经直肠指诊可触及输尿管末端的结石,是较方便的鉴别手段。

二、输尿管结石的诊断

与肾结石一样,完整的输尿管结石诊断应包括:①结石自身的诊断,包括结石部位、体积、数目、形状、成分等;②结石并发症的诊断,包括感染、梗阻的程度、肾功能损害等;③结石病因的评价。对通过病史、症状和体检后发现,具有泌尿系统结石或者排石病史,出现肉眼或镜下血尿和(或)运动后输尿管绞痛的患者,应进入下述诊断过程。

（一）实验室检查

1.尿液检查　尿液常规检查可见镜下血尿,运动后血尿加重具有一定意义。伴感染时有脓尿。结晶尿多在肾绞痛时出现。尿液 pH 可为分析结石成分提供初步依据。尿液培养可指导尿路感染抗生素的使用。

2.血液常规检查　剧烈的输尿管绞痛可导致交感神经高度兴奋,机体发生应激反应,出现血白细胞升高,当其升到 $13 \times 10^9/L$ 以上则提示存在尿路感染。血电解质、尿素和肌酐水平是评价总肾功能的重要指标,当由于输尿管梗阻导致肾脏积水、肾功能损害时,常需要结合上述指标指导制订诊疗方案。

（二）影像学检查

影像学检查是确诊结石的主要方法,目的在于明确结石的位置、数目、大小、可能的成分、可能的原因、肾功能、是否合并肾积水、是否合并感染、是否合并尿路畸形、既往治疗情况等。所有具有泌尿系结石临床症状的患者都应该行影像学检查,其结果对于结石的进一步检查和治疗具有重要的参考价值。

1.B 超　超声波检查是一种简便、无创伤的检查,是使用最广泛的输尿管结石的筛查手段。它可以发现 2mm 以上非 X 线透光结石即通常所称"阳性"结石及 X 线透光结石即"阴性"结石。超声波检查还可以了解结石以上尿路的扩张程度,间接了解肾皮质、实质厚度和集合系统的情况。超声检查能同时观察膀胱和前列腺,寻找结石形成的诱因和并发症。但输尿管壁薄,缺乏一个良好的"声窗"衬托结石的背景,因此输尿管结石检出率低于肾结石。不过一旦输尿管结石引起上尿路积水,则可沿积水扩张的输尿管下行,扫查到输尿管上段的结石或提示梗阻的部位。由于受肠道及内容物的影响,超声波检查诊断输尿管中段结石较困难。而采用充盈尿液的膀胱作为"声窗",则能发现输尿管末端的结石。此外,经直肠超声波检查(TRUS)也能发现输尿管末端的结石。尽管超声波检查存在一定的缺陷,但其仍是泌尿系结石的常规检查方法,尤其是在肾绞痛时可作为首选方法。

2.尿路平片（KUB 平片）　尿路平片可以发现 90％左右非 X 线透光结石,能够大致确定结石的位置、形态、大小和数量,并且通过结石影的明暗初步提示结石的化学性质。因此,可以作为结石检查的常规方法。在尿路平片上,不同成分的结石显影程度依次为:草酸钙、磷酸钙和磷酸铵镁、胱氨酸、含尿酸盐结石。单纯性尿酸结石和黄嘌呤结石能够透过 X 线,胱氨酸结石的密度低,后者在尿路平片上的显影比较淡。最近还有研究者采用双重 X 线吸光度法检测结石矿物质含量(SMC)和密度(SMD)。并在依据两者数值评估结石脆性的基础上,为碎石方法的选择提供重要依据。他们认为当结石 SMC>1.27gm 时,应采用 PCNL 或 URSL 等方法,而不宜选择 ESWL。

　　与肾或膀胱结石相比,输尿管结石一般体积较小,同时输尿管的走形区域有脊椎横突及骨盆组织重叠,因此即使质量优良的 KUB 平片,尽管沿输尿管走行区域仔细寻找可能增加结石检出的概率,但仍有约 50% 急诊拍片的结石患者无法明确诊断。腹部侧位片有助于胆囊结石与输尿管结石的鉴别,前者结石影多位于脊柱的前侧,后者多位于脊柱的前缘之后。钙化的淋巴结、静脉石、骨岛等也可能被误诊为结石,需仔细鉴别。可插入输尿管导管拍摄双曝光平片,如钙化影移动的距离和导管完全一致,则表明阴影在导管的同一平面。另外,由于输尿管的走行不完全位于一个冠状平面,因此 KUB 片上结石影存在不同的放大倍数,输尿管中段放大率最大,下段最小。因此,中段结石下移,结石影会缩小,此时不应认为结石溶解。

　　3.静脉尿路造影(IVU)　静脉尿路造影应该在尿路平片的基础上进行,其价值在于了解尿路的解剖,发现有无尿路的发育异常,如输尿管狭窄、输尿管瓣膜、输尿管膨出等。确定结石在尿路的位置,发现尿路平片上不能显示的 X 线透光结石,鉴别 KUB 平片上可疑的钙化灶。此外,还可以初步了解分侧肾脏的功能,确定肾积水程度。在一侧肾脏功能严重受损或者使用普通剂量造影剂而肾脏不显影的情况下,采用加大造影剂剂量或者延迟拍片的方法往往可以达到肾脏显影的目的。在肾绞痛发作时,由于急性尿路梗阻往往会导致肾脏排泄功能减退,尿路不显影或显影不良,进而轻易诊断为无肾功能。因此建议在肾绞痛发生 2 周后,梗阻导致的肾功能减退逐渐恢复时,再行 IVU 检查。

　　IVU 的禁忌证主要包括:①对碘剂过敏、总肾功能严重受损、妊娠早期(3 个月内)、全身状况衰竭者为 IVU 绝对禁忌证;②肝脏功能不全、心脏功能不全,活动性肺结核、甲状腺功能亢进、有哮喘史及其他药物过敏史者慎用;③总肾功能中度受损者、糖尿病、多发性骨髓瘤的患者肾功能不全时避免使用。如必须使用,应充分水化减少肾脏功能损害。

　　4.CT 扫描　随着 CT 技术的发展,越来越多复杂的泌尿系统结石需要做 CT扫描以明确诊断。CT 扫描不受结石成分、肾功能和呼吸运动的影响,而且螺旋CT 还能够同时对所获取的图像进行二维及三维重建,获得矢状或冠状位成像,因此,能够检出其他常规影像学检查中容易遗漏的微小结石(如 0.5mm 的微结石)。关于 CT 扫描的厚度,有研究者认为,采用 3mm 厚度扫描可能更易发现常规 5mm扫描容易遗漏的微小的无伴随症状的结石,因而推荐这一标准。而通过 CT 扫描后重建得到的冠状位图像能更好地显示结石的大小,为结石的治疗提供更为充分的依据,但这也将增加患者的额外费用。CT诊断结石的敏感性比尿路平片及静脉尿路造影高,尤其适用于急性肾绞痛患者的确诊,可以作为B超、X线检查的重要补充。CT片下,输尿管结石表现为结石高密度影及其周围水肿的输尿管壁形成的"框边"现象。近期研究发现,双侧肾脏CT值相差5.0Hu以上,CT值较低一侧常伴随输尿管结石导致的梗阻。另外,结石的成分及脆性可以通过不同的CT值(Hu单位)改变进行初步的评估,从而对治疗方法的选择提供参考。对于碘过敏或者存在其他IVU禁忌证的患者,增强CT能够显示肾脏积水的程度和肾实质的厚度,从而反映肾功能的改变情况。有的研究认为,增强CT扫描在评价总肾和分肾功能上,甚至可以替代放射性核素肾脏扫描。

5.逆行(RP)或经皮肾穿刺造影　属于有创性的检查方法,不作为常规检查手段,仅在静脉尿路造影不显影或显影不良以及怀疑是X线透光结石、需要作进一步的鉴别诊断时应用。逆行性尿路造影的适应证包括:①碘过敏无法施行IVU;②IVU检查显影效果不佳,影响结石诊断;③怀疑结石远端梗阻;④需经输尿管导管注入空气作为对比剂,通过提高影像反差显示X线透光结石。

6.磁共振水成像(MRU)　磁共振对尿路结石的诊断效果极差,因而一般不用于结石的检查。但是,磁共振水成像(MRU)能够了解上尿路梗阻的情况,而且不需要造影剂即可获得与静脉尿路造影同样的效果,不受肾功能改变的影响。因此,对于不适合做静脉尿路造影的患者(例如碘造影剂过敏、严重肾功能损害、儿童和妊娠妇女等)可考虑采用。

7.放射性核素显像　放射性核素检查不能直接显示泌尿系结石,但是,它可以显示泌尿系统的形态,提供肾脏血流灌注、肾功能及尿路梗阻情况等信息,因此对手术方案的选择以及手术疗效的评价具有一定价值。此外,肾动态显影还可以用于评估体外冲击波碎石对肾功能的影响情况。

8.膀胱镜、输尿管镜检查　输尿管结石一般不需要进行膀胱镜检查,其适应证主要有:①需要行IVU或输尿管插管拍双曝光片;②需要了解碎石后结石是否排入膀胱。

三、输尿管结石的治疗

(一)治疗方法的选择

目前治疗输尿管结石的主要方法有保守治疗(药物治疗和溶石治疗)、体外冲击波碎石(ESWL)、输尿管镜(URSL)、经皮肾镜碎石术(PCNL)、开放及腹腔镜手术。大部分输尿管结石通过微创治疗如体外冲击波碎石和（或）输尿管镜、经皮肾镜碎石术治疗均可取得满意的疗效。输尿管结石位于输尿管憩室内、狭窄段输尿管近端的结石以及需要同时手术处理先天畸形等结石病因导致微创治疗失败的患者往往需要开放或腹腔镜手术取石。

对于结石体积较小（一般认为直径＜0.6cm）可通过水化疗法，口服药物排石。较大的结石，除纯尿酸结石外，其他成分的结石，包括含尿酸铵或尿酸钠的结石，溶石治疗效果不佳，多不主张通过口服溶石药物溶石。对于 X 线下显示低密度影的结石，可以利用输尿管导管或双 J 管协助定位试行 ESWL。尿酸结石在行逆行输尿管插管进行诊断及引流治疗时，如导管成功到达结石上方，可在严密观察下行碱性药物局部灌注溶石，此方法较口服药物溶石速度更快。

关于 ESWL 和输尿管镜碎石两者在治疗输尿管结石上哪种更优的争论一直存在。相对于输尿管镜碎石术而言，ESWL 再次治疗的可能性较大，但其拥有微创、无须麻醉、不需住院、价格低廉等优点，即使加上各种辅助治疗措施，ESWL 仍然属于微创的治疗方法。另一方面，越来越多的文献认为，输尿管镜是一种在麻醉下进行的能够"一步到位"的治疗方法。有多篇文献报道了输尿管镜和 ESWL 之间的对照研究，对于直径≤1cm 的上段输尿管结石，意见较一致，推荐 ESWL 作为一线治疗方案；而争论焦点主要集中在中、下段输尿管结石的治疗上。对于泌尿外科医生而言，一位患者具体选择何种诊疗方法最合适，取决于经验及所拥有的设备等。

（二）保守治疗

1.**药物治疗**　临床上多数尿路结石需要通过微创的治疗方法将结石粉碎并排出体外，少数比较小的尿路结石可以选择药物排石。药物排石治疗的适应证包括：①结石直径＜0.6cm；②结石表面光滑；③结石以下无尿路梗阻；④结石未引起尿路完全梗阻，局部停留少于 2 周；⑤特殊成分（尿酸结石和胱氨酸结石）推荐采用药物排石疗法；⑥经皮肾镜、输尿管镜碎石及 ESWL 术后的辅助治疗。

药物排石方法主要包括：

①每日饮水 2000～3000mL，保持昼夜均匀。

②双氯芬酸钠栓剂肛塞：双氯芬酸钠能够减轻输尿管水肿，减少疼痛发作风险，促进结石排出，推荐应用于输尿管结石，但对于有哮喘及肝肾功能严重损害的患者应禁用或慎用。

③口服 α-受体阻滞剂（如坦索罗辛）或钙离子通道拮抗剂。坦索罗辛是一种高选择性 α-肾上腺素能受体阻滞剂，使输尿管下段平滑肌松弛，尤其可促进输尿管下

段结石的排出。此外,越来越多的研究表明口服 α-受体阻滞剂作为其他碎石术后的辅助治疗,有利于结石碎片,特别是位于输尿管下段的结石排出。

④中医中药:治疗以清热利湿、通淋排石为主,佐以理气活血、软坚散结。常用的成药有尿石通等;常用的方剂如八正散、三金排石汤和四逆散等。针灸疗法无循证医学的证据,可以作为辅助疗法,包括体针、电针、穴位注射等。常用穴位有肾俞、中脘、京门、三阴交和足三里等。

⑤适度运动:根据结石部位的不同选择体位排石。

2.溶石治疗 近年来,我国在溶石治疗方面处于领先地位。主要应用于纯尿酸结石和胱氨酸结石。尿酸结石:口服别嘌醇,根据血、尿的尿酸值调整药量;口服枸橼酸氢钾钠或碳酸氢钠片,以碱化尿液维持尿液 pH 在 6.5～6.8。胱氨酸结石:口服枸橼酸氢钾钠或碳酸氢钠片,以碱化尿液,维持尿液 pH 在 7.0 以上。治疗无效者,应用青霉胺,但应注意药物不良反应。

(三)体外冲击波碎石术

体外冲击波碎石术(ESWL)可使大多数输尿管结石行原位碎石治疗即获得满意疗效,并发症发生率较低。但由于输尿管结石在尿路管腔内往往处于相对嵌顿的状态,其周围缺少一个有利于结石粉碎的液体环境,与同等大小的肾结石相比,粉碎的难度较大,因此,许多学者对 ESWL 治疗输尿管结石的冲击波能量和次数等治疗参数进行了有益的研究和探讨。以往的观点认为冲击波能量、次数越高治疗效果越好。但最近有研究表明,当结石大小处于 1～2cm 之间时,低频率冲击波(SR 60～80 次/分钟)较高频率(FR 100～120 次/分钟)效果更好。这样一来,相同时间下冲击波对输尿管及周围组织的损伤总次数减少,因而出现并发症的概率随之降低。

ESWL 疗效与结石的大小、结石被组织包裹程度及结石成分有关,大而致密的结石再次治疗成功率比较高。大多数输尿管结石原位碎石治疗即可获得满意的疗效。有些输尿管结石需放置输尿管支架管通过结石或者留置于结石的下方进行原位碎石;也可以将输尿管结石逆行推入肾盂后再行 ESWL 治疗。但 ESWL 的总治疗次数应限制在 3 次以内。对直径≤1cm 的上段输尿管结石首选 ESWL,>1cm的结石可选择 ESWL、输尿管镜(URSL)和经皮肾镜碎石术(PCNL);对中、下段输尿管结石可选用 ESWL 和 URSL。当结石嵌顿后刺激输尿管壁,引起炎症反应,导致纤维组织增生,常可引起结石下端输尿管的梗阻,影响 ESWL 术后结石排出。因此对于结石过大或纤维组织包裹严重,需联合应用 ESWL 和其他微创治疗方式(如输尿管支架或输尿管镜、经皮肾镜碎石术)。

随着计算机技术和医学统计学以及循证医学的发展,研究者在计算机软件对输尿管结石 ESWL 术预后的评估方面进行了有益的探索。Gomha 等人将结石部位、结石长度、宽度、术后是否留置双 J 管等数据纳入了人工神经网络(ANN)和 logistic回归模型(LR)系统,对比两者在输尿管结石 ESWL 术后无结石生存情况方面的预测能力。结果显示,两者在 ESWL 有效患者的评估中均具有较高价值,两者无明显差别。但对于 ESWL 碎石失败的输尿管结石患者 ANN 的评估效果更好。

(四)输尿管镜

自 20 世纪 80 年代输尿管镜应用于临床以来,输尿管结石的治疗发生了根本性的变化。新型小口径硬性、半硬性和软性输尿管镜的应用,与新型碎石设备如超声碎石、液电碎石、气压弹道碎石和激光碎石的广泛结合,以及输尿管镜直视下套石篮取石等方法的应用,极大地提高了输尿管结石微创治疗的成功率。

1.适应证及禁忌证　输尿管镜取石术的适应证包括:①输尿管中、下段结石;②ESWL 失败后的输尿管上段结石;③ESWL 术后产生的"石街";④结石并发可疑的尿路上皮肿瘤;⑤X 线透光的输尿管结石;⑥停留时间超过 2 周的嵌顿性结石。禁忌证:①不能控制的全身出血性疾病;②严重的心肺功能不全,手术耐受差;③未控制的泌尿道感染;④腔内手术后仍无法解决的严重尿道狭窄;⑤严重髋关节畸形,摆放截石位困难。

2.操作方法

(1)输尿管镜的选择:输尿管镜下取石或碎石方法的选择,应根据结石的部位、大小、成分,合并感染情况,可供使用的仪器设备,泌尿外科医生的技术水平和临床经验以及患者本身的情况和意愿等综合考虑。目前使用的输尿管镜有硬性、半硬性和软性 3 类。硬性和半硬性输尿管镜适用于输尿管中、下段输尿管结石的碎石取石,而软输尿管镜则多适用于肾脏,输尿管中、上段结石特别是上段的碎石及取石。

(2)手术步骤:患者取截石位,先用输尿管镜行膀胱检查,然后在安全导丝的引导下,置入输尿管镜。输尿管口是否需要扩张,取决于输尿管镜的粗细和输尿管腔的大小。输尿管硬镜或半硬性输尿管镜均可以在荧光屏监视下逆行插入上尿路。软输尿管镜需要借助一个 10～13F 的输尿管镜镜鞘或通过接头导入一根安全导丝,在其引导下插入输尿管。在入镜过程中,利用注射器或者液体灌注泵调节灌洗液体的压力和流量,保持手术视野清晰。经输尿管镜发现结石后,利用碎石设备(激光、气压弹道、超声、液电等)将结石粉碎成 0.3cm 以下的碎片。对于小结石以及直径≤0.5cm的碎片也可用套石篮或取石钳取出。目前较常用的设备有激光、气压弹道等,超声、液电碎石的使用已逐渐减少。钬激光为高能脉冲式激光,激光器工作介质是包含在钇铝石榴石(YAG)晶体中的钬,其激光波长2100nm,脉冲持续时间为0.25ms,瞬间功率可达10kW,具有以下特点:①功率强大,可粉碎各种成分的结石,包括坚硬的胱氨酸结石;②钬激光的组织穿透深度仅为0.4mm,很少发生输尿管穿孔,较其他设备安全;③钬激光经软光纤传输,与输尿管软、硬镜配合可减少输尿管创伤;④具有切割、气化及凝血等功能,对肉芽组织、息肉和输尿管狭窄的处理方便,出血少,学者推荐使用。但在无该设备的条件下,气压弹道等碎石设备也具有同样的治疗效果。最近还有研究人员在体外低温环境中对移植肾脏进行输尿管镜检及碎石,从很大程度上减低了对移植肾脏的损伤。

(3)术后留置双J管:输尿管镜下碎石术后是否放置双J管,目前尚存在争议。有研究者认为,放置双J管会增加术后并发症,而且不能通过引流而降低泌尿系统感染的发病率。但下列情况下,建议留置双J管:①较大的嵌顿性结石(>1cm);②输尿管黏膜明显水肿或有出血;③术中发生输尿管损伤或穿孔;④伴有输尿管息肉形成;⑤术前诊断输尿管狭窄,有(无)同时行输尿管狭窄内切开术;⑥较大结石碎石后碎块负荷明显,需待术后排石;⑦碎石不完全或碎石失败,术后需行ESWL治疗;⑧伴有明显的上尿路感染,一般放置双J管1~2周。如同时行输尿管狭窄内切开术,则需放置4~6周。如果留置时间少于1周,还可放置输尿管导管,一方面降低患者费用,另一方面有利于观察管腔是否通畅。

留置双J管常见的并发症及其防治主要有以下几点:①血尿:留置双J管可因异物刺激,致输尿管、膀胱黏膜充血、水肿,导致血尿。就诊者多数为肉眼血尿。经卧床、增加饮水量、口服抗生素2~3d后,大部分患者血尿可减轻,少数患者可延迟至拔管后,无须特殊处理。②尿道刺激症状:患者常可出现不同程度的尿频、尿急、尿痛等尿路刺激征,还可能同时伴有下尿路感染。这可能与双J管膀胱端激惹膀胱三角区或后尿道有关,口服解痉药物后,少部分患者症状能暂时缓解,但大多患者只能在拔管后完全解除症状。③尿路感染:输尿管腔内碎石术可导致输尿管损伤,留置双J管后肾盂输尿管蠕动减弱,易引起膀胱尿液输尿管反流,引起逆行性上尿路感染。术后可给予抗感染对症处理。感染严重者在明确为置管导致的前提下可提前拔管。④膀胱输尿管反流:留置双J管后,膀胱输尿管抗反流机制消失,膀胱内尿液随着膀胱收缩产生与输尿管的压力差而发生反流,因此,建议置管后应持续导尿约7d,使膀胱处于空虚的低压状态,防止术后因反流导致上尿路感染或尿瘘等并发症。⑤双J管阻塞引流不畅:如术中出血较多,血凝块易阻塞管腔,导致引流不畅,引起尿路感染。患者常表现为发热、腰痛等症状,一旦怀疑双J管阻塞应及时予以更换。⑥双J管移位:双J管放置正确到位,很少发生移动。双J管上移者,多由于管末端圆环未放入膀胱内,可在预定拔管日期经输尿管镜拔管;管下移者,多由于上端圆环未放入肾盂,还可见到由于身材矮小的女性患者双J管长度不匹配而脱出尿道的病例,可拔管后重新置管,并酌情留置导尿管。⑦管周及管腔结石生成:由于双J管制作工艺差别很大,部分产品的质量欠佳,表面光洁度不够,使尿液中的盐溶质易于沉积。此外,随着置管时间的延长,输尿管蠕动功能受到的影响逐渐增大。因此,医生应于出院前反复、详细告知患者拔管时间,有条件的地区可做好随访工作,置普通双J管时间一般不宜超过6周,如需长期留置可在内镜下更换或选用质量高的可长期留置型号的双J管。术后适当给予抗感染、碱化尿液药物,嘱患者多饮水,预防结石生成。一旦结石产生,较轻者应果断拔管给予抗感染治疗;严重者可出现结石大量附着,双J管无法拔除。此时可沿双J管两端来回行ESWL粉碎附着结石后,膀胱镜下将其拔出。对于形成单发的较大结石可采用输尿管镜碎石术后拔管,还可考虑开放手术取管,但绝不可暴力强行拔管,以免造成输尿管黏膜撕脱等更严重的损伤。

(4)输尿管镜碎石术失败的原因及对策:与中、下段结石相比,输尿管镜碎石术治疗输尿管上段结石的清除率最低。手术失败的主要原因为:

1)输尿管结石或较大碎石块易随水流返回肾盂,落入肾下盏内,输尿管上段结石返回率可高达16.1%。一般认为直径≥0.5cm的结石碎块为碎石不彻底,术后需进一步治疗。对此应注意:①术前、术中预防为主:术前常规KUB定位片,确定结石位置。手术开始后头高臀低位,在保持视野清楚的前提下尽量减慢冲水速度及压力。对于中下段较大结石(直径≥1cm)可以采用较大功率和"钻孔法"碎石以提高效率,即从结石中间钻洞,贯穿洞孔,然后向四周蚕食,分次将结石击碎。然而对于上段结石或体积较小(直径<1cm)、表面光滑、质地硬、活动度大的结石宜采用小功率(<1.0J/8~10Hz,功率过大可能产生较大碎石块,不利于结石的粉碎,而且结石易于移位)、细光纤、"虫噬法"碎石,即用光纤抵住结石的侧面,从边缘开始,先产生一个小腔隙,再逐渐扩大碎石范围,使多数结石碎块<0.1cm。必要时用"三爪钳"或套石篮将结石固定防止结石移位。结石松动后较大碎块易冲回肾内,此时用光纤压在结石表面,从结石近端向远端逐渐击碎。②如果手术时看不到结石或发现结石已被冲回肾内,这时输尿管硬镜应置入肾盂内或换用软输尿管镜以寻找结石,找到后再采用"虫噬法"碎石,如肾积水严重或结石进入肾盏,可用注射器抽水,抬高肾脏,部分结石可能重新回到视野。

2)肾脏和上段输尿管具有一定的活动性,受积水肾脏和扩张输尿管的影响,结石上、下段输尿管容易扭曲、成角,肾积水越重,角度越大,输尿管镜进镜越易受阻。具体情况有:①输尿管开口角度过大,若导管能进入输尿管口,这时导管尖一般顶在壁内段的内侧壁,不要贸然入镜,可借助灌注泵的压力冲开输尿管口,缓慢将镜体转为中立位,常可在视野外侧方找到管腔,将导管后撤重新置入,再沿导管进镜;无法将导管插入输尿管口时,可用电钩切开输尿管口游离缘,再试行入镜。②输尿管开口、壁内段狭窄且导丝能通过的病例,先用镜体扩张,不成功再用金属橄榄头扩张器进行扩张,扩张后入镜若感觉镜体较紧,管壁随用力方向同向运动,不要强行进镜,可在膀胱镜下电切输尿管开口前壁0.5~1.0cm扩大开口,或者先留置输尿管导管1周后再行处理。③结石远端输尿管狭窄,在导丝引导下保持视野在输尿管腔内,适当增加注水压力,用输尿管硬镜扩张狭窄处,切忌暴力以防损伤输尿管壁。如狭窄较重,可用钬激光纵向切开输尿管壁至通过输尿管镜。④结石远端息肉或被息肉包裹,导致肾脏积水、肾功能较差,术后结石排净率相对较低。可绕过较小息肉碎石,如息肉阻挡影响碎石,需用钬激光先对息肉进行气化凝固。⑤输尿管扭曲,选用7F细输尿管和"泥鳅"导丝,试插导丝通过后扭曲可被纠正;如导丝不能通过,换用软输尿管镜,调整好角度再试插导丝,一旦导丝通过,注意不可轻易拔除导丝,若无法碎石可单纯留置双J管,这样既可改善肾积水,又能扩张狭窄和纠正扭曲,术后带双J管ESWL或1个月后再行输尿管镜检。中、上段迂曲成角的病例,可等待该处输尿管节段蠕动时或呼气末寻找管腔,并将体位转为头低位,使输尿管拉直便于镜体进入,必要时由助手用手托起肾区;若重度肾积水造成输尿管迂曲角度过大,导管与导丝均不能置入,可行肾穿刺造瘘或转为开放手术。

3.并发症及其处理　　并发症的发生率与所用的设备、术者的技术水平和患者本身的条件等因素有关。目前文献报道并发症的发生率为5%~9%,较为严重的并发症发生率0.6%~1%。

(1)近期并发症及其处理

1)血尿:一般不严重,为输尿管黏膜挫伤造成,可自愈。

2)胁腹疼痛:多由术中灌注压力过高造成,仅需对症处理或不需处理。

3)发热:术后发热≥38℃者,原因有:①术前尿路感染或脓肾;②结石体积大、结石返回肾盂内等因素增加了手术时间,视野不清加大了冲水压力。体外研究表明压力大于35mmHg会引起持续的肾盂—静脉、淋巴管反流,当存在感染或冲洗温度较高时,更低的压力即可造成反流。处理方法:①针对术前尿培养、药敏结果应用抗生素,控制尿路感染。如术前怀疑脓肾,可先行肾造瘘术,二期处理输尿管结石以避免发生脓毒症;②术中如发现梗阻近端尿液呈浑浊,应回抽尿液,查看有无脓尿并送细菌培养和抗酸染色检查,呋喃西林或生理盐水冲洗,必要时加用抗生素。尽量缩短手术时间,减小冲水压力。

4)黏膜下损伤:放置双 J 支架管引流 1~2 周。

5)假道:放置双 J 支架管引流 4~6 周。

6)穿孔:为主要的急性并发症之一,小的穿孔可放置双 J 管引流 2~4 周,如穿孔严重,应进行输尿管端端吻合术等进行输尿管修复。

7)输尿管黏膜撕脱:为最严重的急性并发症之一,应积极手术重建(如自体肾移植、输尿管膀胱吻合术或回肠代输尿管术等)。

(2)远期并发症及其处理:输尿管狭窄为主要的远期并发症之一,其发生率约为 0.6%~1%,输尿管黏膜损伤、假道形成或者穿孔、输尿管结石嵌顿伴息肉形成、多次 ESWL 致输尿管黏膜破坏等是输尿管狭窄的主要危险因素。远期并发症及其处理如下:

1)输尿管狭窄:输尿管狭窄内(激光)切开或狭窄段切除端端吻合术。

2)输尿管闭塞:狭窄段切除端端吻合术,下段闭塞,应行输尿管膀胱再植术。

3)输尿管反流:轻度者随访,每 3~6 个月行 B 超检查,了解是否存在肾脏积水和(或)输尿管扩张;重度者宜行输尿管膀胱再植术。

(五)经皮肾镜取石术

经皮肾镜取石术(PCNL)能快速去除结石,但术后康复时间较长以及手术并发症相对较高。其主要适应证有:①上段输尿管体积巨大的结石(第 3 腰椎水平以上);②远段输尿管狭窄;③行各种尿流改道手术的输尿管上段结石患者。

对于伴有肾积水的嵌顿性输尿管上段结石,PCNL 具有明显的优势,理由如下:①对于伴有肾脏积水的输尿管上段结石,积水的肾脏行穿刺、扩张简单,不容易造成肾脏损伤,只要从肾脏中、上盏进针,即能进入输尿管上段进行碎石,部分肾重度积水患者,无须超声或 X 线引导,盲穿即可进行。术中处理完肾脏结石后将扩张鞘推入输尿管,使其紧靠结石,可避免碎石块随水流冲击返回肾盂,引起结石残留。②结石被息肉包裹的患者,逆行输尿管硬镜碎石须先处理息肉后才能发现结石,可能造成输尿管穿孔,导致碎石不完全或者需转为其他手术方式;PCNL 在内镜进入输尿管后可直接窥见结石,碎石过程直接、安全。③结石取净率高,无须考虑肾功能以及输尿管息肉对术后排石的影响,短期内就可以达到较好的疗效。④对结石体积大的患者,与 URSL 相比 PCNL 手术时间较短。⑤可同时处理同侧肾结石。

（六）开放手术、腹腔镜手术

输尿管结石的开放手术仅用在需要同时进行输尿管自身疾病的手术治疗，如输尿管成形术或者 ESWL 和输尿管镜碎石、取石治疗失败的情况下。此外，开放手术还可应用于输尿管镜取石或 ESWL 存在禁忌证的情况下。后腹腔镜下的输尿管切开取石可以作为开放手术的另一种选择。

（七）双侧上尿路结石的处理原则

双侧上尿路同时存在结石约占泌尿系结石患者的 15%，传统的治疗方法一般是对两侧结石进行分期手术治疗，随着体外碎石、腔内碎石设备的更新与泌尿外科微创技术的进步，对于部分一般状况较好、结石清除相对容易的上尿路结石患者，可以同期微创手术治疗双侧上尿路结石。

双侧上尿路结石的治疗原则为：①双侧输尿管结石，如果总肾功能正常或处于肾功能不全代偿期，血肌酐值<178.0μmol/L，先处理梗阻严重一侧的结石；如果总肾功能较差，处于氮质血症或尿毒症期，先治疗肾功能较好一侧的结石，条件允许，可同时行对侧经皮肾穿刺造瘘，或同时处理双侧结石；②双侧输尿管结石的客观情况相似，先处理主观症状较重或技术上容易处理的一侧结石；③一侧输尿管结石，另一侧肾结石，先处理输尿管结石，处理过程中建议参考总肾功能、分肾功能与患者一般情况；④双侧肾结石，一般先治疗容易处理且安全的一侧，如果肾功能处于氮质血症或尿毒症期，梗阻严重，建议先行经皮肾穿刺造瘘，待肾功能与患者一般情况改善后再处理结石；⑤孤立肾上尿路结石或双侧上尿路结石致急性梗阻性无尿，只要患者情况许可，应及时外科处理，如不能耐受手术，应积极试行输尿管逆行插管或经皮肾穿刺造瘘术，待患者一般情况好转后再选择适当治疗方法；⑥对于肾功能处于尿毒症期，并有水、电解质和酸碱平衡紊乱的患者，建议先行血液透析，尽快纠正其内环境的紊乱，同时行输尿管逆行插管或经皮肾穿刺造瘘术，引流肾脏，待病情稳定后再处理结石。

（八）"石街"的治疗

"石街"为大量碎石在输尿管与男性尿道内堆积没有及时排出，堆积形成"石街"，阻碍尿液排出，以输尿管"石街"为多见。输尿管"石街"形成的原因有：①一次粉碎结石过多；②结石未能粉碎为很小的碎片；③两次碎石间隔时间太短；④输尿管有炎症、息肉、狭窄和结石等梗阻；⑤碎石后患者过早大量活动；⑥ESWL 引起肾功能损害，排出碎石块的动力减弱；⑦ESWL 术后综合治疗关注不够。如果"石街"形成 3 周后不及时处理，肾功能恢复将会受到影响；如果"石街"完全堵塞输尿管，

6周后肾功能将会完全丧失。

在对较大的肾结石进行 ESWL 之前常规放置双 J 管,"石街"的发生率明显降低。对于有感染迹象的患者,给予抗生素治疗,并尽早予以充分引流。通过经皮肾穿刺造瘘术放置造瘘管通常能使结石碎片排出。对于输尿管远端的"石街",可以用输尿管镜碎石以便将其最前端的结石击碎。总之,URSL 治疗为主,联合 ESWL、PCNL 是治疗复杂性输尿管"石街"的好方法。

(九)妊娠合并输尿管结石的治疗

妊娠合并输尿管结石临床发病率不高,但由于妊娠期的病理、生理改变,增加了治疗难度。妊娠期间体内雌、孕激素的分泌大量增加,雌激素使输尿管等肌层肥厚,孕激素则使输尿管扩张及平滑肌张力降低导致蠕动减弱,尿流减慢。孕期膨大的子宫压迫盆腔内输尿管而形成机械性梗阻,影响尿流,并易发生尿路感染。

妊娠合并结石首选保守治疗,应根据结石的大小、梗阻的部位、是否存在感染、有无肾实质损害以及临床症状来确定治疗方法。原则上对于结石较小、没有引起严重肾功能损害者,采用综合排石治疗,包括多饮水、补液、解痉、止痛和抗感染等措施促进排石。

对于妊娠的结石患者,保持尿流通畅是治疗的主要目的。通过局麻下经皮肾穿刺造瘘术、置入双 J 管或输尿管支架等方法引流尿液,可协助结石排出或为以后治疗结石争取时间。妊娠期间麻醉和手术的危险很难评估,妊娠前 3 个月(早期)全麻会导致畸胎的风险增加。提倡局麻下留置双 J 管,并且建议每 4 周更换 1 次,防止结石形成被覆于双 J 管。肾积水并感染积液者,妊娠 22 周前在局麻及 B 超引导下进行经皮肾造瘘术为最佳选择,引流的同时尚可进行细菌培养以指导治疗。与留置双 J 管一样,经皮肾穿刺造瘘也可避免在妊娠期进行对妊娠影响较大的碎石和取石治疗。还要强调的是,抗生素的使用应谨慎,即使有细菌培养、药敏作为证据,也必须注意各种药物对胎儿的致畸作用。

约 30% 的患者因保守治疗失败或结石梗阻而并发严重感染、急性肾衰竭而最终需要手术治疗。妊娠合并结石不推荐进行 ESWL、PCNL 与 URSL 治疗。但也有报道对妊娠合并结石患者进行手术,包括经皮肾穿刺造瘘术、置入双 J 管或输尿管支架管、脓肾切除术、肾盂输尿管切开取石术、输尿管镜取石或碎石甚至经皮肾镜取石术。但是,如果术中一旦出现并发症则较难处理。

第三节　膀胱结石

膀胱结石是较常见的泌尿系结石,好发于男性,男女比例约为 10:1。膀胱结石的发病率有明显的地区和年龄差异。总的来说,在经济落后地区,膀胱结石以婴幼儿为常见,主要由营养不良所致。随着我国经济的发展,膀胱结石的总发病率已显著下降,多见于 50 岁以上的老年人。

一、病因

膀胱结石分为原发性和继发性两种。原发性膀胱结石多由营养不良所致,现在除了少数发展中国家及我国一些边远地区外,其他地区该病已少见。继发性膀胱结石主要继发于下尿路梗阻、膀胱异物等。

(一)营养不良

婴幼儿原发性膀胱结石主要发生于贫困饥荒年代,营养缺乏,尤其是动物蛋白摄入不足是其主要原因。只要改善婴幼儿的营养,使新生儿有足够的母乳或牛乳喂养,婴幼儿膀胱结石是可以预防的。

(二)下尿路梗阻

一般情况下,膀胱内的小结石以及在过饱和状态下形成的尿盐沉淀常可随尿流排出。但当有下尿路梗阻,如良性前列腺增生、膀胱颈部梗阻、尿道狭窄、先天畸形、膀胱膨出、憩室、肿瘤等,均可使小结石和尿盐结晶沉积于膀胱而形成结石。

此外,造成尿流不畅的神经性膀胱功能障碍、长期卧床等,都可能诱发膀胱结石的出现。尿液潴留容易并发感染,以细菌团、炎症坏死组织及脓块为核心,可诱发晶体物质在其表面沉积而形成结石。

(三)膀胱异物

医源性的膀胱异物主要有长期留置的导尿管、被遗忘取出的输尿管支架管、不被机体吸收的残留缝线、膀胱悬吊物、由子宫内穿至膀胱的 Lippes 环等,非医源性异物如发夹、蜡块等。膀胱异物可作为结石的核心而使尿盐晶体物质沉积于其周围而形成结石。此外,膀胱异物也容易诱发感染,继而发生结石。

当发生血吸虫病时,其虫卵亦可成为结石的核心而诱发膀胱结石。

(四)尿路感染

继发于尿液潴留及膀胱异物的感染,尤其是分泌尿素酶的细菌感染,由于能分解尿素产生氨,使尿 pH 升高,使尿磷酸钙、铵和镁盐沉淀而形成膀胱结石。这种由产生尿素酶的微生物感染所引起、由磷酸镁铵和碳磷灰石组成的结石,又称为感染性结石。

含尿素酶的细菌大多数属于肠杆菌属,其中最常见的是奇异变形杆菌,其次是克雷伯杆菌、假单孢菌属及某些葡萄球菌。少数大肠埃希菌、某些厌氧细菌及支原体也可以产生尿素酶。

(五)代谢性疾病

膀胱结石由人体代谢产物组成,与代谢性疾病有着极其密切的关系,包括胱氨酸尿症、原发性高草酸尿症、特发性高尿钙、原发性甲状旁腺功能亢进症、黄嘌呤尿症、特发性低柠檬酸尿症等。

(六)肠道膀胱扩大术

肠道膀胱扩大术后膀胱结石的发生率高达 36%～50%,主要原因是肠道分泌黏液所致。

(七)膀胱外翻—尿道上裂

膀胱外翻—尿道上裂患者在膀胱尿道重建术前因存在解剖及功能方面的异常,易发生膀胱结石。在重建术后,手术引流管、尿路感染、尿液潴留等又成为结石形成的危险因素。

二、病理

膀胱结石的继发性病理改变主要表现为局部损害、梗阻和感染。由于结石的机械性刺激,膀胱黏膜往往呈慢性炎症改变。继发感染时,可出现滤泡样炎性病变、出血和溃疡,膀胱底部和结石表面均可见脓苔。偶可发生严重的膀胱溃疡,甚至穿破到阴道、直肠,形成尿瘘。晚期可发生膀胱周围炎,使膀胱和周围组织粘连,甚至发生穿孔。

膀胱结石易堵塞于膀胱出口、膀胱颈及后尿道,导致排尿困难。长期持续的下尿路梗阻可使膀胱逼尿肌出现代偿性肥厚,并逐渐形成小梁、小房和憩室,使膀胱壁增厚和肌层纤维组织增生。长期下尿路梗阻还可损害膀胱输尿管的抗反流机制,导致双侧输尿管扩张和肾积水,使肾功能受损,甚至发展为尿毒症。肾盂输尿管扩张积水可继发感染而发生肾盂肾炎及输尿管炎。

当尿路移行上皮长期受到结石、炎症和尿源性致癌物质刺激时,局部上皮组织可发生增生性改变,甚至出现乳头样增生或者鳞状上皮化生,最后发展为鳞状上皮癌。

三、临床表现

膀胱结石的主要症状是排尿疼痛、排尿困难和血尿。疼痛可表现为耻骨上或会阴部疼痛，由结石刺激膀胱底部黏膜而引起，常伴有尿频和尿急，排尿终末时疼痛加剧。如并发感染，则尿频、尿急更加明显，并可发生血尿和脓尿。排尿过程中结石常堵塞膀胱出口，使排尿突然中断并突发剧痛，疼痛可向阴茎、阴茎头和会阴部放射。排尿中断后，患者须晃动身体或采取蹲位或卧位，移开堵塞的结石，才能继续排尿，并可缓解疼痛。

小儿发生结石堵塞，往往疼痛难忍，大声哭喊，大汗淋漓，常用手牵扯阴茎或手抓会阴部，并变换各种体位以减轻痛苦。结石嵌顿于膀胱颈口或后尿道，则出现明显排尿困难，尿流呈滴沥状，严重时发生急性尿潴留。

膀胱壁由于结石的机械性刺激，可出现血尿，并往往表现为终末血尿。尿流中断后再继续排尿亦常伴有血尿。

老年男性膀胱结石多继发于前列腺增生症，可同时伴有前列腺增生症的症状；神经性膀胱功能障碍、尿道狭窄等引起的膀胱结石亦伴有相应的症状。

少数患者，尤其是结石较大且有下尿路梗阻及残余尿者，可无明显的症状，仅在做 B 超或 X 线检查时发现结石。

四、诊断

根据膀胱结石的典型症状，如排尿终末疼痛、排尿突然中断，或小儿排尿时啼哭牵拉阴茎等，可做出膀胱结石的初步诊断。但这些症状绝非膀胱结石所独有，常需辅以 B 超或 X 线检查才能确诊，必要时做膀胱镜检查。

体检对膀胱结石的诊断帮助不大，多数病例无明显的阳性体征。结石较大者，经双合诊可扪及结石。婴幼儿直肠指检有时亦可摸到结石。经尿道将金属探条插入膀胱，可探出金属碰击结石的感觉和声音。目前此法已被 B 超及 X 线检查取代而很少采用。

实验室检查可发现尿中有红细胞或脓细胞，伴有肾功能损害时可见血肌酐、尿素氮升高。

超声检查简单实用，结石呈强光团并有明显的声影。当患者转动身体时，可见到结石在膀胱内移动。膀胱憩室结石则变动不大。

腹部平片亦是诊断膀胱结石的重要手段，结合 B 超检查可了解结石大小、位置、形态和数目，还可了解双肾、输尿管有无结石。应注意区分平片上的盆部静脉石、输尿管下段结石、淋巴结钙化影、肿瘤钙化影及粪石。必要时行静脉肾盂造影检查以了解上尿路情况,作膀胱尿道造影以了解膀胱及尿道情况。纯尿酸和胱氨酸结石为透 X 线的阴性结石,用淡的造影剂进行膀胱造影有助于诊断。

尿道膀胱镜检查是诊断膀胱结石最可靠的方法,尤其对于透 X 线的结石。结石在膀胱镜可一目了然,不仅可查清结石的大小、数目及其具体特征,还可明确有无其他病变,如前列腺增生、尿道狭窄、膀胱憩室、炎症改变、异物、癌变、先天性后尿道瓣膜及神经性膀胱功能障碍等。膀胱镜检查后,还可同时进行膀胱结石的碎石治疗。

五、治疗

膀胱结石的治疗应遵循两个原则,一是取出结石,二是去除结石形成的病因。膀胱结石如果来源于肾、输尿管结石,则同时处理;来源于下尿路梗阻或异物等病因时,在清除结石的同时必须去除这些病因。有的病因则需另行处理或取石后继续处理,如感染、代谢紊乱和营养失调等。

一般来说,直径小于 0.6cm、表面光滑、无下尿路梗阻的膀胱结石可自行排出体外。绝大多数的膀胱结石均需行外科治疗,方法包括体外冲击波碎石术、内腔镜手术和开放性手术。

(一)体外冲击波碎石术

小儿膀胱结石多为原发性结石,可首选体外冲击波碎石术;成人原发性膀胱结石≤3cm 者亦可以采用体外冲击波碎石术。膀胱结石进行体外冲击波碎石时多采用俯卧位或蛙式坐位,对阴囊部位应做好防护措施。由于膀胱空间大,结石易移动,碎石时应注意定位。较大的结石碎石前膀胱需放置 Foley 尿管,如需作第 2 次碎石,两次治疗间断时间应大于 1 周。

(二)腔内治疗

几乎所有类型的膀胱结石都可以采用经尿道手术治疗。在内镜直视下经尿道碎石是目前治疗膀胱结石的主要方法,可以同时处理下尿路梗阻病变,如前列腺增生、尿道狭窄、先天性后尿道瓣膜等,亦可以同时取出膀胱异物。

相对禁忌证:①严重尿道狭窄经扩张仍不能置镜者;②合并膀胱挛缩者,容易造成膀胱损伤和破裂;③伴严重出血倾向者;④泌尿系急性感染期;⑤严重全身性感染;⑥全身情况差不能耐受手术者;⑦膀胱结石合并多发性憩室应视为机械碎石的禁忌证。

一般采用蛛网膜下腔麻醉、骶管阻滞麻醉或硬膜外麻醉均可,对于较小、单发的结石亦可选择尿道黏膜表面麻醉。小儿患者可采用全身静脉麻醉。手术体位取截石位。

目前常用的经尿道碎石方式包括机械碎石、液电碎石、气压弹道碎石、超声碎石、激光碎石等。

1.经尿道机械碎石术 经尿道机械碎石是用器械经尿道用机械力将结石击碎。常用器械有大力碎石钳及冲压式碎石钳,适用于 2cm 左右的膀胱结石。如同时伴有前列腺增生,尤其是中叶增生者,最好先行前列腺切除,再行膀胱碎石,两种手术可同时或分期进行。

机械碎石有盲目碎石和直视碎石两种,盲目碎石现已很少使用,基本上被直视碎石所取代。直视碎石是先插入带内镜的碎石钳,充盈膀胱后,在镜下观察结石的情况并在直视下将碎石钳碎。操作简便,效果满意且安全。

由于膀胱结石常伴有膀胱黏膜的充血水肿,若碎石过程中不慎夹伤黏膜或结石刺破黏膜血管,有可能导致膀胱出血。因此,碎石前必须充盈膀胱,使黏膜皱褶消失,尽量避免夹到黏膜;碎石钳夹住结石后,应稍上抬离开膀胱壁,再用力钳碎结石。术后如无出血,一般无须留置导尿管。如伴有出血或同时做经尿道前列腺切除手术,则需留置导尿管引流,必要时冲洗膀胱。

膀胱穿通伤是较严重的并发症,由碎石钳直接戳穿或钳破膀胱壁所致。此时灌注液外渗,患者下腹部出现包块,有压痛,伴有血尿。如穿通至腹膜外,只需停留导尿管引流膀胱进行保守治疗和观察即可;如出现明显腹胀及大量腹水,说明穿通至腹腔内,需行开放手术修补膀胱。

2.经尿道液电碎石术 液电碎石的原理是通过置入水中的电极瞬间放电,产生电火花,生成热能制造出空化气泡,并进一步诱发形成球形的冲击波来碎石。

液电的碎石效果不如激光和气压弹道,而且其热量的非定向传播往往容易导致周围组织损伤,轰击结石时如果探头与膀胱直接接触可造成膀胱的严重损伤甚至穿孔,目前已很少使用。

3.经尿道超声碎石术 超声碎石是利用超声转换器,将电能转变为声波,声波沿着金属探条传至碎石探头,碎石探头产生高频震动使与其接触的结石碎裂。超声碎石常用内含管腔的碎石探头,其末端接负压泵,能反复抽吸进入膀胱的灌注液,一方面吸出碎石,另一方面使视野清晰并可使超声转换器降温,碎石、抽吸和冷却同时进行。

在膀胱镜直视下,将碎石探头紧触结石,并将结石压向膀胱壁而进行碎石。注意碎石探头与结石间不能有间隙。探头不可直接接触膀胱壁,以减少其瘀血和水肿。负压管道进出端不能接错,否则会使膀胱变成正压,导致膀胱破裂。

超声碎石的特点是简单、安全性高,碎石时术者能利用碎石探头将结石稳住,同时可以边碎边吸出碎石块。但由于超声波碎石的能量小,碎石效率低,操作时间较长。

4.经尿道气压弹道碎石术　气压弹道碎石于 1990 年首先在瑞士研制成功,至今已发展到第三代,同时兼备超声碎石和气压弹道碎石的超声气压弹道碎石清石一体机。

气压弹道碎石的原理是通过压缩的空气驱动金属碎石杆,以一定的频率不断撞击结石而使之破碎。气压弹道能有效击碎各种结石,整个过程不产生热能及有害波,是一种安全、高效的碎石方法。其缺点是碎石杆容易推动结石,结石碎片较大,常需取石钳配合使用。膀胱结石用气压弹道碎石时结石在膀胱内易移动,较大的结石需要时间相对比较长,碎石后需要用冲洗器冲洗或用取石钳将结石碎片取出膀胱。

使用超声气压弹道碎石清石一体机可同时进行超声碎石和气压弹道碎石,大大加快碎石和清石的速度,有效缩短手术时间。

5.经尿道激光碎石术　激光碎石是目前治疗膀胱结石的首选方法,目前常用的激光有钕-钇铝石榴石(Nd：YAG)激光,Nd：YAG 双频激光(FREDDY 波长532nm 和 1064nm)和钬-钇铝石榴石(Ho：YAG)激光,使用最多的是钬激光。

钬激光是一种脉冲式近红外线激光,波长为 2140nm,组织穿透深度不超过0.5mm,对周围组织热损伤极小。有直射及侧射光纤,$365\mu m$ 的光纤主要用于半硬式内镜,$220\mu m$ 的光纤用于软镜。钬激光能够粉碎各种成分的结石,碎石速度较快,碎石充分,出血极少,其治疗膀胱结石的安全性、有效性和易用性已得到确认,成功率可达 100%。同时,钬激光还能治疗引起结石的其他疾病,如前列腺增生、尿道狭窄等。

膀胱镜下激光碎石术只要视野清晰,常不易伤及膀胱黏膜组织,术后无须作任何特殊治疗,嘱患者多饮水冲洗膀胱即可。

(三)开放手术治疗

耻骨上膀胱切开取石术不需特殊设备,简单易行,安全可靠,但随着腔内技术的发展,目前采用开放手术取石已逐渐减少,开放手术取石不应作为膀胱结石的常规治疗方法,仅适用于需要同时处理膀胱内其他病变时使用。

开放手术治疗的相对适应证:①较复杂的儿童膀胱结石;②大于 4cm 的大结石;③严重的前列腺增生、尿道狭窄或膀胱颈挛缩者;④膀胱憩室内结石;⑤膀胱内围绕异物形成的大结石；⑥同时合并需开放手术的膀胱肿瘤；⑦经腔内碎石不能击碎的膀胱结石；⑧肾功能严重受损伴输尿管反流者；⑨全身情况差不能耐受长时间手术操作者。

开放手术治疗的相对禁忌证：①合并严重内科疾病者，先行导尿或耻骨上膀胱穿刺造瘘，待内科疾病好转后再行腔内或开放取石手术；②膀胱内感染严重者，先行控制感染，再行手术取石；③全身情况极差，体内重要器官有严重病变，不能耐受手术者。

第四节　尿道结石

尿道结石占泌尿系结石的 0.3%，绝大部分尿道结石为男性患者，女性只有在有尿道憩室、尿道异物和尿道阴道瘘等特殊情况下才出现。尿道结石分原发性和继发性两种，传统认为尿道结石常继发于膀胱结石，多见于儿童与老年人。一般认为，尿道结石在发展中国家以六水合磷酸镁铵和尿酸结石多见，发达国家草酸钙和胱氨酸结石多见。

男性尿道结石中，结石多见于前列腺部尿道，球部尿道，会阴尿道的阴茎阴囊交界处后方和舟状窝。有报道，后尿道占 88%，阴囊阴茎部尿道占 8%，舟状窝占 4%。

一、临床表现

1.疼痛　原发性尿道结石常是逐渐长大，或位于尿道憩室内，早期可无疼痛症状。继发性结石多系上尿路排石排入尿道时，突然嵌入尿道内，常常突然感到局部剧烈疼痛及排尿痛，常放射至阴茎头部。阴茎部结石在疼痛部位可触及结石，位于后尿道内的结石，则会出现会阴部和阴囊部疼痛，可呈刀割样剧烈疼痛。

2.排尿困难　尿道结石阻塞尿道发生不同程度的排尿困难。表现为排尿费力，可呈滴沥状，尿线变细或分叉，射出无力，有时骤然出现尿流中断，并有强烈尿意，阻塞严重时出现残余尿和尿潴留，出现充盈性尿失禁。有时可出现急迫性尿失禁。

3.血尿及尿道分泌物　急症病例常有终末血尿或初始血尿，或排尿终末有少许鲜血滴出，伴有剧烈疼痛。慢性病例或伴有尿道憩室者，尿道口可有分泌物溢出，结石对尿道的刺激及尿道壁炎症溃疡，亦可出现脓尿。

4.尿道硬结与压痛　前尿道结石可在结石部位扪及硬结，并有压痛，后尿道结石应通过直肠指诊扪及后尿道部位的硬结。

5.其他症状　结石长期对局部的刺激,可引起尿道炎症、狭窄、尿道周围脓肿及尿道皮肤瘘、尿道直肠瘘,甚至引起一系列上尿路损害。后尿道结石可产生性交痛及性功能障碍。

二、诊断

1.病史及体检　除上述症状外,患者既往多有肾绞痛病史及尿道排出结石史。男性患者如发生排尿困难,排尿疼痛者,应考虑此病。男性前尿道结石在阴茎或会阴部可以摸到结石,后尿道结石可经直肠摸到。女性患者经阴道可摸到尿道憩室内结石。

2.金属尿道探杆检查　在结石部位能探知尿道梗阻和结石的粗糙摩擦感。

3.尿道镜检查　能直接观察到结石,肯定尿道结石的诊断,并可发现尿道并发症。

4.X线检查　是尿道结石的主要诊断依据。因为绝大部分尿道结石是X线阳性结石,平片检查即可显示结石阴影和结石的部位、大小、形状。应行全尿路平片检查以明确有无上尿路结石,必要时行尿道造影或泌尿系造影,以明确尿路有无其他病变。

三、治疗

治疗应根据尿道结石的大小、形态、部位,尿道局部病变,以及有无并发症等情况而决定。有自行排石、尿道内注入麻醉润滑剂协助排石、尿道内原位或推入膀胱内行腔内碎石和开放手术切取石等多种方法。新近进入尿道内的较小的继发性尿道结石,如尿道无明显病变,结石有自行排出的可能,或者经尿道注入利多卡因凝胶或者其他润滑剂将结石挤出。位置较深者,可插入细橡胶导尿管于结石停留之处,低压注入润滑剂数毫升,排尿时可能将结石冲出。前尿道的结石,可经止血钳夹出,但切忌盲目钳夹牵拉,或粗暴地企图用手法挤出,否则,会造成尿道黏膜的广泛损伤,继发炎症、狭窄。

后尿道的结石可先推至膀胱再行碎石治疗,如结石过大或固定于后尿道内,不能推入膀胱,可通过耻骨上切开膀胱,以食指探入后尿道内轻轻松动结石并扩张膀胱颈部,再将其取出。尿道憩室结石,处理结石的同时憩室应一并切除。随着腔内泌尿外科的发展,目前已可采用尿道镜或输尿管镜气压弹道碎石或液电、钬激光碎石等腔内手术的方法处理前、后尿道结石。国内报道较多的有输尿管镜直视下钬激光碎石术,具有损伤小、成功率高、并发症少的优点,国内学者报道用海绵体麻醉加尿道黏膜表面麻醉下行输尿管镜下尿道结石气压弹道碎石术,对于处理急诊尿道结石成功率高,安全方便。开放性手术仅适用于合并有尿道憩室,尿道狭窄、脓肿,尿道瘘等尿道生殖道解剖异常的病例及医疗技术条件较差,无法实施腔内技术的地区。

第六章　泌尿、男性生殖系统肿瘤

第一节　肾肿瘤

一、肾细胞癌

肾细胞癌（RCC）简称肾癌，为发生在肾脏实质的恶性肿瘤。肿瘤多起源于近曲小管（透明细胞癌和乳头状癌），而嫌色细胞癌和集合管癌则可能来源于肾单位的远端结构。左、右肾及双肾可同时发生。多见于中老年患者。

（一）病因

病因尚不清楚。吸烟是肾癌唯一公认的环境因素，有家族发病倾向，常见的家族性类型是 von Hippel-Lindau 综合征。

（二）病理

绝大多数 RCC 瘤体呈圆形或椭圆形外观，为假包膜所包裹。质地较硬，多为实质性，10％～25％可出现囊性变。切面呈黄色、黄褐色或者棕色，可见坏死或出血灶散在分布，有时可见钙化灶。传统上，RCC 的细胞类型有透明细胞癌、颗粒细胞癌、管状乳头状细胞癌和肉瘤样癌。现在新的分类方法将颗粒细胞癌归入其他类型，而且增加了嫌色细胞癌这一新的细胞类型，同时还确认肉瘤样癌不是一种独立的肿瘤类型。肾癌大多数为透明细胞癌，也可同时有颗粒细胞癌或主要以颗粒细胞为主。典型的透明细胞呈圆形或多角形，胞质丰富、浅染、透明，甚至为空泡，核小有规则。颗粒细胞的胞质为毛玻璃状、均匀，细胞和核大小不一，巨细胞和分裂象较多见。乳头状肾细胞癌是第二常见的病理类型，占 10％～15％。

（三）诊断

1.临床表现　早期可无任何症状，晚期典型症状为肉眼血尿、腰痛及腹部肿块（三联征）。

（1）血尿：最常见的症状，多为间歇、无痛、全程性肉眼血尿。

（2）肿块：肿块坚硬，表面光滑，无明显触痛。

（3）疼痛：肾区多有钝痛，如血尿较严重，凝集成块堵塞输尿管，可发生绞痛。

（4）发热：部分患者有持续性低热，或有体温间隙性突然升高，多示预后不良。

（5）贫血：继发出血及晚期恶病质引起。

（6）精索静脉曲张：肿瘤侵入肾门区压迫精索内静脉所致，多见于右侧。

（7）胃肠道症状：食欲不振、恶心、呕吐。

2.实验室检查

（1）尿及血中癌细胞检查：阳性率不高。

（2）癌胚抗原：持续升高表示已有转移。

3.特殊检查

（1）超声波检查：最常用且经济无创的检查方法。可发现肾肿瘤及其大小、部位、范围、与周围组织及器官的关系，以及局部有无淋巴结转移。

（2）静脉及逆行性肾盂造影：可发现患肾一个或数个肾盏受压变形，肾盂可有充盈缺损或变形。同时可观察对侧肾的形态及功能。

（3）计算机 X 线体层摄影（CT）：目前肾癌最重要的诊断方法。可了解肿瘤大小、部位、范围，肝脏、腹主动脉旁、腹腔、盆腔等有无转移，准确度极高，能清楚地显示 0.5cm 以上的肾实质内肿块。

（4）MRI：可十分清楚地显示肾实质性肿瘤，对肾癌的诊断准确率高达 90%。对直径小于 3cm 的肿瘤，其敏感性不如 CT，但显示肿瘤侵犯的范围尤其对于肾静脉和下腔静脉癌栓要优于 CT。可用于肾肿瘤的术前分期和术后随访。

（5）放射性核素检查：对于脏器功能的了解有重要价值，对不能做 X 线造影者，对肾功能较差或行保留肾组织手术者或需排除骨转移者，均需做此项检查。

（6）肾动脉造影：对恶性肾肿瘤的正确诊断率可达 92%～95%，表现为病理血管池、肿瘤染色、侧支血管及血管中断现象。决定手术前，可行肾动脉栓塞术，以减少术中出血。

（四）鉴别诊断

最主要为与肾囊肿相鉴别，尤其是囊肿恶性变，CT 扫描可与肾血管平滑肌脂肪瘤相鉴别。肾癌与肾腺瘤和肾嗜酸细胞瘤难以鉴别。与黄色肉芽肿性肾盂肾炎的影像学相似，常需手术摘除、病理确诊。

（五）诊断

（1）临床症状明显。

（2）体检发现肾实质性肿块。

（3）病理学诊断确诊。

（六）治疗

肾癌对放、化疗均不敏感，根治性肾切除术是标准治疗方案。

1.根治性肾切除　切除患肾及大部分输尿管、肾周筋膜、脂肪、淋巴结及肾上腺，开放或者腹腔镜手术都是可选方式。

2.保留肾单位的手术　对于 4cm 以内的小肾癌、双侧肾癌、孤立肾癌或者对侧肾功能不全者可以考虑保留肾单位的肾癌切除术，比如肾部分切除术或肾肿瘤剜除术。

3.放射治疗　放疗作用不肯定，不能改变肾癌患者的生存率，对转移及局部复发没有明显作用。放射剂量为 5000cGy/5～6 周。

4.化学治疗　疗效较差。以前常用 UFT(优福定)600mg/d，分 3 次口服，总量30～40g 为 1 个疗程。现在有学者将 5-Fu 与干扰素或者白细胞介素结合应用，疗效较前为好。

5.激素治疗　曾经认为肾癌对激素有明显的依赖性，但现在研究发现不能证明激素如黄体酮等可以治疗肾癌。

6.免疫治疗　肾癌是一种能诱发宿主产生免疫功能的肿瘤，患者体内存在细胞免疫和体液免疫，使用增加机体免疫功能的药物对肿瘤的发展有一定的抑制作用。常用药物包括干扰素、白细胞介素 2 或联合用药。以自体肿瘤疫苗为基础的治疗方案尚未证实有明确疗效。

7.生物靶向治疗　近年来逐渐兴起的治疗方式，其中舒尼替尼和索拉非尼已经在临床应用于转移性肾癌的治疗。

（七）疗效标准及预后

1.标准　肿瘤及转移病灶彻底切除，临床症状改善，存活期延长。

2.预后　非手术者 3 年生存率不足 5％，5 年生存率在 2％以下；手术治疗后 5年生存率可达 30％～50％，10 年生存率为 20％左右。

（八）随访

肾癌的随访方案为，在手术后第 1 年内每 3 个月复查 1 次。除全身体检外，应做血常规，肾、肝功能，血 AKO，尿常规，胸片，B 超等检查。如发现复发，应做腹部CT、MRI 及放射性核素骨扫描。若 1 年内无复发，可逐渐延长随访时间，如第 2 年可半年复查 1 次，第 3～第 5 年复查 1 次。一般来讲，术后的随访应当是终身的。

二、肾盂肿瘤

由肾盂黏膜发生的上皮性肿瘤，包括移行细胞乳头状瘤、移行细胞乳头状癌、鳞状上皮细胞癌及腺癌。可单发或多发及有多中心性发生的特点。可同时或先后伴发输尿管、膀胱或对侧肾盂肿瘤。多见于40～60岁的成人,儿童少见。

(一)病理

1.乳头状瘤 局限于黏膜,无黏膜下浸润。一般带蒂,瘤体较小,仅为数毫米,呈乳头状或绒毛乳头状突起。由纤细的分支状结缔组织毛细血管束被覆良好的移行上皮构成,为良性肿瘤。

2.乳头状癌 来源于肾盂黏膜移行上皮的恶性肿瘤,是肾盂癌最常见的组织学类型。肿瘤呈乳头状或菜花状。镜下见肿瘤以纤细的纤维血管束为核心,呈分支状排列,外被覆未分化的多形性移行上皮。

3.鳞状上皮细胞癌 肿瘤扁平隆起,质地硬实,常在肾盂内扩展形成溃疡,多伴有钙化及感染。

4.腺癌 由高柱状、分泌黏液的细胞形成腺泡状结构,腺泡周围有增生的平滑肌。

(二)诊断

1.临床表现

(1)血尿:为间歇、无痛性全程血尿。

(2)疼痛:出血多时血块堵塞输尿管可产生肾绞痛。

(3)肿大:除可扪及并发的积水肾外,难以触及肾盂肿瘤包块。

2.特殊检查

(1)静脉或逆行性肾盂、输尿管造影,可见肾盂充盈缺损。

(2)超声波检查:可发现肾盂内肿瘤,表现为肾实质回声分离,内为低回声区,可显示肿瘤表面形态。

(3)肾动脉造影:可发现肿瘤血管变化,动脉分支缺失,肿瘤血管细小,肾实质侵犯时肾实质期呈不规则密度减低区。

(4)膀胱镜检查:可观察到患侧输尿管口喷出血尿,并除外膀胱肿瘤及尿道肿瘤。

(5)尿脱落细胞检查:阳性率为40%～60%,但需反复多次检查。

(三)鉴别诊断

1.肾盂内充盈缺损的鉴别 肾细胞侵入肾盂与肾盂肿瘤侵犯肾实质的肾盂内占位性病变,采用B超及IVU很难鉴别。CT及其增强,根据密度的对比,可以明确诊断。选择性肾动脉造影可根据其肿瘤阴影的强度及肿瘤血管湖的情况进行鉴别。

2.**阴性结石**　肾盂内阴性结石所致的充盈缺损,边缘较肾盂肿瘤光滑,呈圆形或卵圆形,复查时结石可因转移或结石排除而阴影消失。B超可见结石下伴声影。若结石与肿瘤同时存在,则需手术方能确诊。

3.**肾盂内血块**　血块的B超检查变化较大,复查时可见其声影变形或位置改变,甚至消失。血块的CT值为60~70Hu,增强后不强化,而肾盂肿瘤的CT值为30~60Hu,增强后被强化。

4.**其他**

(1)结核:临床表现有膀胱刺激征、酸性无菌性脓尿、尿内有抗酸杆菌。

(2)炎性疾病:临床表现有膀胱刺激征,尿液检查有炎性细胞。

(四)诊断标准

(1)IVUB、CT、MRI发现无痛性全程肉眼血尿。

(2)IVU、B超、CT、MRI发现肾盂内占位性病变。

(3)尿脱落细胞检查发现肿瘤细胞。

(五)治疗

手术切除为肾盂肿瘤的主要治疗方法,标准手术方式为根治性手术。切除的范围包括肾脏、肾周脂肪囊、同侧肾上腺、输尿管全段及膀胱袖套状切除。是否做区域性淋巴结清扫尚有争议。

有浸润的高级别肿瘤,可在术后辅助放、化疗,以提高生存率。

(六)疗效标准及预后

1.**标准**　患侧及有关器官及组织全部切除,临床症状改善,存活期延长。

2.**预后**　肾盂肿瘤的预后与手术方式有关。根治性手术5年存活率为84%,非根治性手术为51%。40%可发生膀胱瘤。另外,肾盂肿瘤的预后与细胞分化程度、病理分期有密切关系,G1级5年存活率为75%,G2为55%,G3为27%。鳞状上皮细胞癌和腺癌预后不良,5年存活率为0。

(七)随访

应定期体检,每3个月做尿脱落细胞检查。另外,应做胸片及膀胱镜检,并按膀胱肿瘤治疗原则定期行膀胱灌注化疗药物及应用免疫抑制剂治疗预防复发。1年后可适当延长复查时间及膀胱灌注次数,一般来讲,随访观察应是终身的。

三、肾良性肿瘤

(一)肾血管平滑肌脂肪瘤

肾血管平滑肌脂肪瘤亦称错构瘤,起源于肾间质细胞,过去认为是少见的良性肿瘤,但随着影像学的发展,临床上已很常见。极少数有恶变可能,80%为40岁左右女性。

【病因】

病因尚不清楚。

【病理】

肿瘤是圆形或卵圆形,向四周扩张性生长。病理切片可见血管、脂肪及平滑肌。

【诊断】

早期常无症状,多在体检时偶然发现。肿瘤过大时可有腰痛或腹部慢性胀痛、钝痛或隐痛,偶有绞痛以及血尿,腹部偶可扪及包块。B超检查肿块为强回声、边界清晰、后方无声影。CT检查可见瘤体界限清楚、包膜完整、瘤体密度不均,CT值为负值,即脂肪组织的特点,一般情况下容易与肾癌鉴别。肾动脉造影可见有不规则的肿瘤血管,多数为小动脉瘤,无动、静脉瘘,多中心和双侧病变。

【鉴别诊断】

主要与肾癌鉴别。KUB及IVU征象与肾癌无区别。B超、CT、MRI及肾动脉造影可以从形态学上相鉴别。

【诊断标准】

(1)体检、B超、CT等发现肿物。

(2)病理切片检查可见血管、脂肪及平滑肌等组织。

【治疗】

肿瘤小于4cm或双肾均有肿瘤时,采用严密观察下的保守治疗,肿瘤大于4cm,可考虑选择性肾动脉栓塞术、肿瘤剜出术或部分肾切除术,一般不宜行肾切除术。如瘤体较大或伴有严重出血者应行肾切除。另外,术前不能排除恶性病变者,术中应行快速冰冻切片,若证实已有恶性病变者,应行根治性肾切除术。

【疗效标准及预后】

肿瘤切除、肾功能正常、无复发者,预后良好。

【随访】

该肿瘤虽属良性肿瘤,但可侵犯多器官、组织,因此,不论手术与否,均应长期随访观察,其中B超检查最为常用。

(二)肾血管瘤

肾血管瘤为起源于血管内皮或淋巴管的先天性血管畸形,多为单侧、多发。

【病因】

先天性血管畸形。

【病理】

位于肾髓质黏膜下，瘤体小的如针尖，大的直径可达 10cm 以上。镜下血管内皮不规则，内腔大小不一，管壁由成纤维细胞和血管母细胞组成。

【诊断】

多无临床症状，于体检中偶然发现，有时表现为间歇性无痛性肉眼血尿。肾动脉造影、B超及 CT 有助于诊断。肾动脉造影的特征为：动脉后期可呈局限性扭曲成团，异常走向的输出静脉提早充盈。

【鉴别诊断】

需与肾癌、肾盂癌鉴别，临床上也应与创伤、手术、穿刺肿瘤引起的动静脉瘘相鉴别，鉴别方法以肾动脉造影的特征最为直接及可靠。

【诊断标准】

检查发现肾脏占位性病变、肾动脉造影较小者可保守观察治疗；若有出血而不严重者，可考虑应用止血药物，或者试行逆行输尿管插管，用 1‰硝酸银或去甲肾上腺素溶液冲洗肾盂。对不能排除恶性肿瘤或保守治疗无效、肿瘤较大或出血较严重者，可考虑肾部分切除或肾切除，也可考虑行选择性血管栓塞术。

【疗效标准及预后】

出血停止，肿块切除，无肾功能损害，无复发。预后良好。

【随访】

择期 B 超检查有无复发。

第二节　输尿管肿瘤

输尿管肿瘤少见，分原发性及继发性两种。一般认为肿瘤必须侵犯输尿管壁或紧贴输尿管周围的淋巴和组织存在肿瘤才能诊断为输尿管肿瘤。邻近器官肿瘤对输尿管的浸润不属于输尿管肿瘤的范围。肿瘤为多中心性发生，多发生于 50～70 岁的患者。95％为单侧发生，左右发病率无差别。

一、病因

病因尚未明了，一般认为能引起肾盂肿瘤、膀胱肿瘤的致癌物质，均可引起输尿管肿瘤，可能与亲和于移行上皮的致癌物质有关。

二、病理

输尿管良性肿瘤少见。移行上皮细胞癌占93％,鳞癌、腺癌少见。移行上皮细胞癌呈绒毛乳头状,肿瘤细胞核浓染,核分裂,50％～73％的移行细胞癌发生在输尿管下1/3的位置,有多发倾向。鳞癌一般认为与黏膜上皮鳞状化生有关,常伴有结石或者尿路感染。

三、诊断

1.**临床表现**　主要症状为血尿及腰痛,偶尔可触及肿块。

(1)血尿:最为常见,多为肉眼血尿,常呈间歇性反复出现,有时尿中可见条索状血块。

(2)疼痛:为腰区钝痛或绞痛。

(3)肿块:多为输尿管梗阻,可发生肾积水而扪及包块。临床上肿瘤本身难以扪及。

2.**实验室检查**　尿脱落细胞检查诊断正确率为60％～70％,应用流式细胞仪(FCM)可以敏感地发现肿瘤细胞,但不能确定肿瘤部位。近年来,尿脱落细胞荧光原位杂交(FISH)检测有效地提高了阳性率,临床上逐渐得到广泛应用。

3.**特殊检查**

(1)膀胱镜检:21％的输尿管肿瘤患者同时合并有膀胱肿瘤,膀胱镜检常可发现患侧输尿管口喷血及观察膀胱内有无肿瘤。

(2)静脉或逆行肾盂输尿管造影:80％的患者可发现输尿管充盈缺损、输尿管扩张及肾积水。充盈缺损不规则,病变处输尿管轮廓消失,肿瘤上方呈杯状扩张。

(3)逆行刷洗活检:用输尿管刷在肿瘤可疑部位刷洗,将冲洗液沉渣和刷毛黏附组织进行病理检查,诊断率可达90％。

(4)B超检查:直接发现输尿管肿瘤较困难。

(5)CT扫描:早期小肿瘤难以发现,对于直径大于1cm、T_3～T_4期输尿管肿瘤,约80％的病例可以确诊并了解肿瘤浸润的范围。

(6)输尿管镜检:输尿管镜可直接到达肿瘤部位,观察肿瘤的形态、大小和取活检,86％～92％的病例可以确诊。

4.**手术探查**　由于术前诊断困难,往往需手术探查,术中取组织快速病理切片,以明确肿瘤性质及进一步确定手术方案。

四、鉴别诊断

1.结石 阴性结石位于输尿管可见到充盈缺损,也可产生输尿管及尿中细胞异型性改变,因此易误诊。B超可见结石伴有声影,CT平扫有助于鉴别结石和肿瘤。

2.输尿管息肉 也可见到充盈缺损,但息肉的充盈缺损呈边缘光滑长条状,其病程长,尿脱落细胞检查阴性。

3.血块 也可见到充盈缺损,但血块可在数日后排出或吸收,复查 IVU 充盈缺损可消失或变形。

五、诊断标准

(1)明显的间歇性肉眼血尿伴条索状血块。

(2)尿脱落细胞中发现肿瘤细胞。

(3)影像学检查发现输尿管充盈缺损。

(4)病理证实为肿瘤。

六、治疗

传统的基本治疗方法是根治性肾输尿管全切术,切除范围包括患侧肾脏、全段输尿管以及输尿管在膀胱的开口。是否行区域性淋巴结清扫尚有争议。对于低级别、低分期的原发性输尿管肿瘤,可行经输尿管镜电灼或切除术,也可行保留器官的开放性手术如输尿管节段切除再吻合或输尿管膀胱吻合。对于孤立肾或者双肾病变,有时候只能采取保守手术以尽可能保留原有功能。

原发性输尿管肿瘤化学治疗或放射治疗效果均不理想,但术后辅以化疗可提高 5 年生存率。

七、疗效标准及预后

1.疗效 肿瘤切除,临床症状消失,对侧肾功能代偿完全(根治术后),生存期延长。

2.预后 原发性输尿管肿瘤术后生存率与 TNM 分期和肿瘤细胞分化的程度相关。术后 5 年生存率为 67%,有转移者生存率低于 3 年。

八、随访

由于输尿管肿瘤复发率较高,且有肿瘤种植及多中心性病灶的特点,术后随访同膀胱肿瘤,应定期做膀胱镜检及 IVU 等检查。

第三节　膀胱肿瘤

膀胱肿瘤是泌尿系统最常见的肿瘤之一,可发生于膀胱的各层组织。按组织发生学分为上皮性和非上皮性两大类,其中 95% 以上为上皮性肿瘤,包括乳头状瘤、尿路上皮细胞癌、鳞状上皮细胞癌及腺癌,其中尿路上皮细胞癌占 90% 以上。好发年龄为 40～60 岁。多为单发,部分为多发,呈多中心性发生。可先后或同时伴有肾盂、输尿管、尿道肿瘤。非上皮性肿瘤起源于膀胱间叶组织,良性非上皮性肿瘤有膀胱平滑肌瘤、膀胱血管瘤、膀胱嗜铬细胞瘤、膀胱畸胎瘤、膀胱神经纤维瘤、膀胱横纹肌瘤等。恶性非上皮性肿瘤有膀胱平滑肌肉瘤、膀胱横纹肌肉瘤、膀胱血管肉瘤、膀胱恶性淋巴瘤、膀胱黑色素瘤等。

一、病因

目前病因尚不清楚,可能与下列因素有关。

1.职业及化学物质　染料、橡胶、皮革、塑料、油漆、农药等工业的产业工人,接触过多的化工日用品及其原料。

2.吸烟　统计学上发现吸烟者发生膀胱癌较不吸烟者多 4 倍以上,但吸烟导致膀胱的特异性致癌物至今尚不清楚。

3.药物　某些药物如止痛剂非那西丁用量过大可诱发肾盂癌或膀胱尿路上皮细胞癌。

4.慢性炎症　膀胱黏膜局部慢性刺激,膀胱壁长期慢性刺激,如慢性膀胱炎、结石、长期异物存留等,可诱发鳞状上皮细胞癌。其他机制尚不清楚。

5.其他　咖啡、茶叶、甜味剂、病毒等与膀胱癌发生有关。

二、病理

1.乳头状瘤　肉眼观呈红色,形如薹状或乳头状,有细长的蒂,表面被覆正常尿路上皮,肿瘤细胞位于正常细胞下,分化良好。

2.尿路上皮细胞癌　肉眼观察呈粉红色或灰色,可单发或多发,蒂细长。可呈结节或团块状,乳头短且融合,蒂粗短、基广。也可无蒂,仅表现为局部隆起、境界不清,瘤体表面可坏死形成溃疡而覆有绿色脓苔或钙盐沉渣,呈浸润性生长。

3.鳞状上皮细胞癌　又称角化性癌、棘细胞癌。镜下可见单个或斑片状的角化细胞。

4.腺癌　又称膀胱黏液癌,呈广基、质地坚硬的山丘状肿块,表面可有溃疡、钙化,并附有坏死物或有分泌黏液的杯状细胞和卵形细胞,常产生黏液蛋白。

5.膀胱平滑肌瘤　肿瘤由分化良好的平滑肌细胞构成。

6.膀胱血管瘤　常见的病理类型为海绵状血管瘤、毛细血管瘤及静脉血管瘤,镜下呈网团状血管结构。

7.膀胱嗜铬细胞瘤　局部有完整尿路黏膜覆盖下的结节、外压性包块或向腔内生长的肿瘤组织。病检可发现嗜铬细胞。

8.膀胱畸胎瘤　由三胚层组织构成的混合瘤,以卵巢和睾丸多见。

9.膀胱神经纤维瘤　起源于膀胱壁的神经纤维组织,镜下分为硬性及软性瘤,前者以纤维组织为主,后者细胞较丰富,可发生黏液变性。

10.膀胱横纹肌瘤　瘤体内有丰富的横纹肌成分。

11.膀胱平滑肌肉瘤　肿瘤细胞呈束状编织排列,有异型核或核分裂象,偶可见平滑肌过度增生现象。

12.膀胱横纹肌肉瘤　表面常被覆尿路上皮,上皮下有数层与表面平行排列的未分化间叶细胞。

13.膀胱血管瘤　毛细血管内皮细胞呈乳头状突起、增生,血管通道扩张。

14.膀胱恶性淋巴瘤　起源于黏膜下层淋巴滤泡。肿瘤为表面有正常黏膜覆盖的半球状隆起,也可有坏死或白苔附着。

15.膀胱恶性黑色素瘤　镜下可见黑色素细胞。

三、诊断

(一)临床表现

1.血尿　85%以上的患者有典型的间歇性、无痛性肉眼血尿,多为全程血尿,偶伴有血块,少数患者为初始血尿。有的为镜下血尿。

2.膀胱刺激征　如肿瘤发生坏死、感染,或肿瘤发生在膀胱三角区及膀胱颈附近时,则排尿刺激症状可较早出现。另外也提示肿瘤为多灶性原位癌或浸润性膀胱癌可能。

3.异常排尿　肿瘤过大或肿瘤发生在膀胱颈部或出血形成血块,可以发生排尿困难,排尿中断甚至尿潴留。肿瘤坏死脱落,尿中可发现"腐肉"样物排出。若尿中发现黏液,可能为腺癌。

(二)实验室检查

1.尿脱落细胞检查　其阳性率与肿瘤分化程度密切相关,可出现较多的阴性和假阳性结果,价值有限。

2.流式细胞仪 可快速定量分析尿内肿瘤细胞的 DNA 含量或倍体类型,估计肿瘤的分级、分期及预后,但也可出现假阳性。

3.荧光原位杂交(FISH) 收集尿液中脱落细胞,通过荧光探针特异性结合肿瘤细胞,研究发现对有肉眼血尿的患者采用该方法检测尿路上皮癌,特异性高达99％以上,灵敏度约 60％,其中假阴性主要出现在低级别尿路上皮癌患者。

(三)特殊检查

1.膀胱镜及肿瘤组织活检 膀胱镜检查是目前诊断膀胱肿瘤最重要的手段,可以明确肿瘤的存在与否,肿瘤的形态、大小、部位、活动度、数目等,以及初步判断肿瘤的良、恶性。活检在膀胱肿瘤的诊断中有特殊作用,可以明确肿瘤的性质、恶性程度、浸润深度及局部扩散范围。窄带光成像(NBI)技术通过光色过滤,使黏膜表层的毛细血管表现为深棕色和绿色,可以增强膀胱肿瘤和正常膀胱黏膜的对比度,从而提高膀胱肿瘤的诊断率。

2.影像学诊断 ①IVU:可了解上尿路是否同时合并有肿瘤,当膀胱肿瘤直径大于 1cm 时,膀胱内可见充盈缺损;②超声检查:超声显像可检出直径 0.5cm 以上的肿瘤,对肿瘤的浸润深度也能做出可靠的判断;③CT 扫描:可估计肿瘤的部位、大小及浸润深度,判断有无盆腔或腹主动脉旁淋巴结肿大,肝、肺等脏器有无转移;④MRI:能提供盆腔和腹部准确的解剖图像,可判断膀胱壁炎症,也可判断膀胱肿瘤的大小、范围、浸润深度、淋巴结及远处脏器转移。

四、鉴别诊断

血尿为膀胱肿瘤的主要症状,其鉴别诊断主要是血尿的鉴别。膀胱肿瘤血尿可能伴有膀胱刺激症状或影响排尿,血尿在排尿的开始或终末时有加重,可能伴有血块或"腐肉"。肾、输尿管肿瘤无膀胱刺激症状,排尿无影响,血尿全程均匀,可能伴有血丝,无"腐肉"。B超、CT、MRI、IVU 也有助于鉴别。

能引起血尿的泌尿系其他疾病还有:

1.非特异性膀胱炎 多发生于已婚妇女,尿频、尿急、尿痛症状较重,血尿多在膀胱刺激症状后发生。

2.泌尿系结核 尿频时间较长,尿量少,尿中有结核杆菌,膀胱内有肉芽肿,可通过活检与膀胱肿瘤鉴别。

3.腺性膀胱炎 为癌前病变,活检可以与膀胱肿瘤鉴别。

4.尿石症 血尿较重,发作时常伴有绞痛。

5.前列腺增生　血尿为一过性,间歇期长,尚有其他排尿异常症状。

6.前列腺癌　经 B 超、CT、MRI 可以鉴别。

7.其他　如肾炎、出血性疾病、药物反应等均有不同的症状及病史可以鉴别。

五、诊断

(1)临床出现无痛性、间歇性的肉眼血尿,有时伴有血块及"腐肉"。

(2)B 超、CT、MRI、IVU 证实膀胱内占位性病变。

(3)膀胱镜检及活检证实。

六、治疗

原则上非肌层浸润性膀胱肿瘤行保留膀胱手术,肌层浸润性膀胱癌行全膀胱切除＋尿流改道术。

1.非肌层浸润性膀胱肿瘤　可采用:①经尿道膀胱肿瘤电切术(TURBT);②激光烧灼;③光动力学治疗;④膀胱部分切除;⑤术后膀胱灌注治疗,包括灌注免疫治疗和灌注化疗。灌注免疫治疗包括卡介苗(BCG)或 A 群链球菌制剂;灌注化疗包括表柔比星、吡柔比星或丝裂霉素等。

2.肌层浸润性膀胱癌　可采用:①根治性膀胱全切除术＋尿流改道术,对不能耐受或不愿接受全膀胱切除术的患者,可考虑行保留膀胱的综合治疗;②全身化疗:静脉化疗常用顺铂、阿霉素、甲氨蝶呤等联合用药,动脉化疗常用顺铂、阿霉素注入安置在皮下的埋藏注射器定时行动脉内灌注;③放射治疗:并发症多,目前已不采用。

七、疗效标准及预后

1.标准　肿瘤切除,全身情况改善,存活期延长。

2.预后

(1)浅表性膀胱肿瘤:复发率高,其预后与肿瘤的浸润程度及 TNM 分期有关。无论采用何种方法治疗,其复发率平均为 45%～70%。

(2)浸润性膀胱尿路上皮癌:患者行根治性膀胱切除术后 5 年总生存率为54.5%～68%,10 年总生存率约为 66%。患者行保留膀胱的综合治疗 5 年总生存率为 45%～73%,10 年总生存率为 29%～49%。

(3)非上皮性恶性膀胱肿瘤:预后极差,多在术后 2～3 年内死亡。

(4)非上皮性良性膀胱肿瘤:预后良好。

八、随访

膀胱肿瘤复发率较高,因此定期随访十分重要。随访主要内容包括膀胱镜检＋组织活检,IVU 及尿脱落细胞学检查等,必要时行 B 超、CT、MRI、骨放射性核素扫描复查。其中膀胱镜检查最为重要。随访时间依次为:第 1 年:1 次/3 个月;第 2 年:1 次/4 个月;第 3～第 5 年:1 次/6 个月;5 年以后:1 次/年。若发现肿瘤复发,治疗后应重新按上述方案随访。

第四节　尿道肿瘤

尿道肿瘤过去较少见,随着人均寿命延长,身体其他部位恶性肿瘤后的常规期生存及性疾病的传播,尿道肿瘤日益增多。尿道肿瘤包括良性肿瘤与恶性肿瘤、上皮性肿瘤与非上皮性肿瘤、原发性肿瘤与继发性肿瘤。尿道肿瘤主要为上皮源性肿瘤,绝大多数为原发性。

男性尿道肿瘤中,良性肿瘤有血管瘤、囊肿、息肉、平滑肌瘤、乳头状瘤、尖锐湿疣,恶性肿瘤有黑色素瘤、肉瘤、转移癌。

女性尿道肿瘤中,良性肿瘤有肉阜、息肉、平滑肌瘤、乳头状瘤、尖锐湿疣,恶性肿瘤有鳞状上皮细胞癌、移行上皮细胞癌、腺癌、黑色素瘤、肉瘤、未分化肿瘤、转移癌。尿道癌是泌尿系统中女性患病率高于男性的唯一恶性肿瘤。

一、病因

病因尚不清楚。原发性尿道癌的病因可能与下列因素有关:尿道狭窄或扩张、人类乳头瘤病毒(HPV)、良性肿瘤恶变、慢性尿道刺激及炎症。继发性尿道肿瘤的病因可能为膀胱癌、前列腺癌、直肠腺癌、女阴癌、阴茎癌的转移所致。

二、病理

(一)良性肿瘤

1.乳头状瘤　肉眼观呈淡红色、乳头状突起,有细长蒂,末端分支,表面覆盖移行上皮。

2.平滑肌瘤　主要由平滑肌束或平滑肌和纤维组织混合而成。

3.尿道纤维瘤　组织学表现为纤维组织。

4.纤维息肉　外观类似于乳头状瘤,但末端无分支。

5.尿道腺瘤性息肉　息肉内含有前列腺腺泡、曲张的毛细血管及纤维组织,表面覆盖为方形、柱形或移行上皮细胞。

6.尿道囊肿　可发生于尿道各部,直径仅数毫米,表面光滑,壁薄透明,含黄色液体。

7.尿道尖锐湿疣　呈乳头状或针尖形,淡红色,质地柔软。显微镜下可见棘细胞层增生及不全角化,毛细血管充血,炎性细胞浸润。

(二)恶性肿瘤

1.移行性上皮细胞癌　发生在近端尿道 1/3 处,病理变化与膀胱移行性上皮细胞癌相同。

2.鳞状上皮细胞癌　起源于尿道鳞状上皮细胞或鳞状化生。镜下可见少量角化球形成。

3.腺癌　起源于尿道腺、尿道旁管及其腺体,也可从柱状或移行上皮细胞化生而来。镜下可见腺体结构。

4.尿道肉瘤　病理类型同膀胱肉瘤。

5.尿道黑色素瘤　镜下可见黑色素细胞。

三、诊断

1.临床表现　早期常无症状,易被忽略。一旦有症状,则出现排尿困难,尿线分叉,尿线细、呈滴沥状,甚至发生尿潴留。常有从尿道溢出污染、血性、恶臭分泌物或尿道出血。局部检查有时可见尿道口糜烂、溃疡、领状环形硬块或瘘管。阴茎、阴道、直肠指诊可扪及肿块。

2.实验室检查　尿道分泌物、尿液沉渣、尿道冲洗或刷取物行细胞学检查或FCM-DNA 检查可发现尿道肿瘤细胞。

3.特殊检查

(1)尿道膀胱镜检查加活组织病检,是本病最主要的检查,直视下可以发现肿物,取活组织检查可以明确诊断。

(2)排尿期膀胱尿道造影可见充盈缺损。

(3)B 超、CT、MRI 有助于了解盆腔淋巴结是否肿大,膀胱、前列腺等是否伴发肿瘤。

四、诊断标准

(1)明显的临床症状,如尿频、尿急、尿痛、排尿困难,尿道带有血性污秽物溢出,局部扪及肿块。

(2)尿道膀胱镜发现肿物,可经病理检查证实。

(3)B超、CT、MRI等检查可除外其他器官肿瘤。

五、鉴别诊断

应除外前列腺增生症、前列腺癌、尿道狭窄、尿道息肉及其他非上皮性肿瘤。临床诊断尿道肉阜的病例中,实际上有20%的患者为尿道癌。

六、治疗

目前尚无统一方案,仍以手术治疗为主,辅以化疗、放疗、生物因子及中医中药治疗。

1.手术　良性肿瘤及$T_{a\sim1}N_0M_0$期原发性尿道癌可考虑经尿道电切、激光、冷冻,也可考虑局部肿瘤切除或尿道部分切除再吻合术。$T_2\sim T_4$期尿道癌应行全尿道切除术,同时切除阴茎、阴道、阴唇、子宫等。如发现腹股沟淋巴结肿大,应在外科手术的同时行单侧或双侧腹股沟淋巴结清扫。

2.放疗　放疗效果为尿道远端好于尿道近端,女性好于男性,鳞状上皮细胞癌好于腺癌。恶性非上皮性肿瘤放疗效果差。

3.化疗　单纯全身化疗可用于$T_{2\sim4}M_2$期患者,常用长春新碱、顺铂、阿霉素等。也可在放疗时期以5-Fu、丝裂霉素等药物,在术后尿道内灌注BCG,但疗效不肯定。

七、疗效标准及预后

1.疗效　肿瘤切除,存活期延长。

2.预后　良性肿瘤疗效良好,恶性上皮性尿道癌预后差。女性尿道癌5年生存率为60%,远段或阴茎部尿道癌5年生存率为43%~50%,尿道球、膜部或近段尿道癌5年生存率仅8%。继发性尿道癌比原发性尿道癌预后更差。非上皮性尿道肉瘤类,除淋巴肉瘤外,其余生存时间均不足1年,恶性尿道黑色素瘤5年生存率为15%,但也有生存8年以上的病例。

第五节　前列腺癌

前列腺癌为发生在前列腺腺泡、腺管上的恶性肿瘤,多发生在前列腺外周带,约3%的病例可同时发生在外周及中心带。前列腺癌发病率具有明显的地理和种族差异。在美国和欧洲,前列腺癌是成年男性发病率最高的恶性肿瘤。亚洲前列腺癌发病率远低于欧美国家,但近年来随着人们生活方式的改变和诊断水平的提高,我国前列腺癌发病率明显上升。前列腺癌患者主要是老年男性,新诊断患者中位年龄为72岁,高峰年龄为75～79岁。在美国,年龄小于40岁的个体患前列腺癌的可能性很低,40～59岁年龄段患病率增至2.2%,60～79岁年龄段患病率增至13.7%。

一、病因

病因尚不完全清楚,可能与下列因素有关:

1.地理差异和种族因素　美国、欧洲发病率较高,亚洲发病率较低。美国黑人发病率明显高于白人,非洲黑人很少发生前列腺癌。

2.遗传因素　直系亲属中,前列腺癌发病率较非直系亲属为高。

3.饮食因素　过多热量、脂肪、动物蛋白摄入,易患前列腺癌。亚洲人发病率低而移居美国的亚洲人发病率较高。

4.内分泌失调　与性激素失调有关。

5.前列腺增生　可与前列腺癌同时发生,但没有因果关系。

6.其他　与淋病、病毒或衣原体感染、慢性前列腺炎、环境污染等有关。

二、诊断

1.临床表现　早期无症状,病情发展后可出现下列症状。

(1)下尿路梗阻:表现为尿频、尿急、排尿困难,且尿程短而快。

(2)血尿:血尿不常见,一旦出现,应考虑为前列腺导管癌或尿路上皮癌。

(3)直肠阻塞现象:肿块向直肠突出或侵犯直肠,可引起排便困难。

(4)转移症状:肿瘤转移可引起会阴部疼痛或坐骨神经放射性痛及骨转移后的相应症状。

(5)其他:下肢浮肿、淋巴结肿大、肝肿大、贫血等。

2.检查

(1)直肠指诊:指诊表现为腺体增大,可扪及高低不平、大小不一的坚硬结节,中央沟消失,诊断符合率可达70%～80%。

(2)前列腺特异性抗原(PSA)检查:作为单一检测指标,较直肠指诊和经直肠前列腺B超具有更高的敏感性,大大提高了前列腺癌早期发现、早期治疗的概率。在我国,PSA≤4.0ng/mL为正常。对45岁以上的住院男性患者推荐查血PSA。

（3）经直肠前列腺 B 超（TRUS）：在 TRUS 上典型的前列腺癌征象为外周带的低回声结节，且通过超声可初步判断肿瘤的体积大小。但 TRUS 对前列腺癌诊断的特异性和灵敏度均较低，目前 TRUS 最主要的作用是引导进行前列腺的系统性穿刺活检。

（4）前列腺系统性穿刺活检：前列腺系统性穿刺活检是诊断前列腺癌最可靠的检查。推荐经直肠 B 超引导下的前列腺系统性穿刺活检，除特殊情况不建议随机穿刺。

（5）MRI：MRI 检查可以显示前列腺包膜的完整性、是否侵犯精囊及前列腺周围组织，还能显示淋巴结转移及骨转移病灶，对前列腺癌临床分期有重要参考价值。怀疑前列腺癌的推荐行 MRI 检查。

（6）CT 扫描：可发现癌肿部位、大小、侵犯范围及显示盆腔淋巴结、肝、肺、脊柱等处的转移情况。

（7）全身核素骨显像检查（ECT）：一旦前列腺癌诊断成立，推荐进行全身核素骨显像检查，对发现前列腺癌骨转移有重要参考价值，敏感性较高，但特异性较差。

三、鉴别诊断

需与前列腺癌相鉴别的有前列腺增生（尤其是结节性前列腺增生）、前列腺囊肿、脓肿、前列腺肉瘤、结核等。结合病史、临床症状，经各项物理检查、活检及肿瘤标记物测定可以鉴别。

四、诊断标准

（1）明显的临床症状，如排尿困难、血尿及转移引起的症状。

（2）肿瘤标记物证实。

（3）经直肠指诊、B 超、CT、MRI 等发现肿块。

（4）前列腺系统性穿刺活检后病理证实。

五、危险因素评估

在前列腺癌的病理分级方面，推荐采用 Gleason 评分系统。前列腺癌组织分为主要分级区和次要分级区，每区的 Gleason 分值为 1～5 分，Gleason 评分是把主要分级区和次要分级区的 Gleason 分值相加，形成癌组织分级常数。

根据血清 PSA、Gleason 评分和临床分期将前列腺癌分为低、中、高危 3 个等级，以便指导治疗和预后评估。

六、治疗

主要有手术治疗、内分泌治疗、化学治疗、放射治疗、免疫治疗等,具体方案应根据全身情况、肿瘤 TNM 分级而定。

1.手术治疗

(1)根治性前列腺切除术,手术范围包括前列腺腺体、前列腺包膜、精囊等。

(2)盆腔淋巴结清扫术及扩大盆腔淋巴结清扫术。切除前列腺后,清扫双侧髂总血管远端、髂内外血管主干及闭孔淋巴结,扩大清扫术还包括髂总血管周围、骶骨前方和两侧的淋巴结。

(3)经尿道电切术,仅能暂缓梗阻症状。

2.内分泌治疗

(1)药物:①雌激素类药物己烯雌酚:3～5mg/d,维持量 1～3mg/d。②抗雄激素药物,非类固醇类包括比卡鲁胺、氟他胺;类固醇类包括黄体酮、醋酸氯羟基孕酮、氟他胺(缓退瘤)等。③促性腺释放激素类药物(GnRH-A),多选用亮丙瑞林、戈舍瑞林、曲普瑞林等,每月皮下注射 1 次。

(2)去势手术:切除双睾丸以除去体内雄性激素的来源。

3.化学治疗　前列腺癌为"化疗抗拒肿瘤",化疗仅仅只能作为晚期前列腺癌的辅助治疗。

(1)多西他赛,75mg/m^2,每 3 周 1 次,静脉用药,加用泼尼松 5mg,2 次/日。

(2)雌莫司汀,280mg/d,分两次口服。

(3)米托蒽醌,12mg/m^2,每 3 周 1 次,静脉用药,可同时联用泼尼松治疗。

4.放射治疗　疗效较好,肿瘤可明显缩小,症状明显减轻,但并发症较多。放射治疗方法主要有内放射治疗及外放射治疗,体内照射用^{125}I 钛囊,总量为(28～100)×10^{4}Bq,体外照射,先行盆腔 45Gy 照射,后前列腺区照射,总量达 60～70Gy。

5.冷冻治疗　局部降温至－150℃,可使大多数 T$_3$ 期前列腺癌的肿瘤生长得到控制。

6.免疫治疗　可用于清除其他方法治疗后残存的极微量的癌肿组织。常用药物为 β 干扰素,200IU/d,连续 5 次。

七、疗效标准及预后

1.标准

(1)临床症状改善。

(2)存活期延长。

2.预后　早期前列腺癌自然病程较长,患者可长期存活。晚期激素非依赖型前列腺癌缺乏有效的治疗方法,预后较差。

第六节　睾丸肿瘤

睾丸肿瘤可分为原发性肿瘤和继发性肿瘤。在原发性肿瘤中 95％为生殖细胞肿瘤(精原细胞瘤或非精原细胞瘤),其余为非生殖细胞肿瘤(睾丸间质细胞、支持细胞、性腺胚胎细胞瘤等),原发性睾丸肿瘤占绝大多数。

一、睾丸生殖细胞瘤

睾丸生殖细胞瘤为常见的发生在睾丸的恶性肿瘤。左、右均可发生或同时发生,20～39 岁为高峰发病年龄。占睾丸肿瘤的 95％。

(一)病因

病因尚不清楚,可能与睾丸外伤、内分泌障碍、遗传、睾丸下降不全(隐睾)、局部温度升高等因素有关。包括精原细胞瘤、胚胎癌、畸胎瘤、绒毛膜上皮癌。

(二)病理

1.精原细胞瘤　病理切片中肿瘤细胞一致,为大圆形或多角形,胞膜清楚,胞质透明,核大、球形,居中,胞质浓染,瘤细胞排列成巢状分散排列。

2.胚胎癌　镜下组织结构复杂多变,完全不分化细胞呈片状排列,细胞质色淡,呈颗粒状;染色质较淡,核圆形或卵圆形,核分裂象明显。

3.畸胎瘤　根据分化程度可分为 3 型。

(1)成熟型:镜下可见到正常形态的细胞、组织和器官,可含有软骨、胰腺、肝、肠、骨骼、平滑肌、横纹肌、神经及各种结缔组织。

(2)未成熟型:瘤细胞核大、染色深、分裂活跃,形态明显异型性。

(3)恶性型:除含有分化良好及分化不良组织外,还有胚胎癌样组织或灶性恶性上皮组织及间叶组织。

4.绒毛膜上皮癌　镜下见全体滋养细胞,大而形态不规则。

(三)诊断

1.临床表现　询问病史时应对存在睾丸肿瘤发病因素者高度注意。睾丸生殖细胞肿瘤发病的危险因素包括:隐睾、曾经患过睾丸肿瘤、有家族史、真两性畸形、男性不育、外伤或感染造成睾丸萎缩、母亲妊娠期曾用外源性雌激素。有睾丸沉重感及(或)出现急性睾丸炎、附睾炎的症状,部分患者可有内分泌失调症状,如男性乳房增大。体检注意阴囊内或腹股沟部是否有肿块,且一侧睾丸缺如,有无锁骨上淋巴结肿大,下肢有无一侧或两侧水肿(髂静脉、腔静脉受压或栓塞所致),若有水肿,则体检时应小心,以防止栓子脱落引起栓塞。

2.实验室检查　肿瘤标记物:①亚单位绒毛膜促性腺激素(β-HCG):非精原细胞瘤 15% 增高,绒毛膜上皮癌 100% 增高,胚胎癌 73% 增高。②血清甲胎蛋白(AFP):卵黄囊肿瘤和胚胎瘤 AFP 增高者占 70%～90%,绒毛膜上皮癌和精原细胞瘤 AFP 正常。③乳酸脱氢酶(LDH):特异性较低,可作为临床分期参考及晚期精原细胞瘤的监视指标。④胎盘碱性磷酸酶(PALP):95% 精原细胞瘤 PALP 增高。

3.特殊检查

(1)B超检查:正确率可达 97%,可直接而准确地测定睾丸的大小、形态及有无转移。

(2)放射学检查:①胸部 X 线检查排除肺、纵隔转移。②IVU 除外泌尿系及肾脏功能情况。③CT 及 MRI 检查腹膜后、盆腔及其他器官有无转移。④PET 检查。

(四)鉴别诊断

1.附睾结核　有结核病史,肿块偏小,主要侵犯附睾尾部,常有输精管串珠状结节。

2.鞘膜积液或精液囊肿　透光试验及 B 超可以鉴别。

3.睾丸炎或附睾炎　发病急,多伴有发热及明显压痛,抗炎后可缓解。

(五)诊断标准

1.临床症状　阴囊或腹股沟肿块,睾丸呈实质性沉重感,抗炎后不消失。

2.B超　发现肿块及其位置、大小、范围。

3.肿瘤标记物提示

(六)治疗

根据睾丸肿瘤的临床分期及组织类型而制订治疗方案。

1.手术　首先应经腹股沟途径行根治性睾丸切除,根据病理检查以及影像学资料,决定是否施行腹膜后淋巴结清扫。腹膜后淋巴清扫的适应证为:

(1)Ⅰ期非精原细胞瘤。

(2)Ⅱ期 A、B 非精原细胞瘤。

(3)ⅡC、Ⅲ期精原细胞瘤或非精原细胞瘤,先行化疗,待肿块缩小再行手术。

(4)N_1、N_2 未分化精原细胞瘤。

2.化疗　采用顺铂、长春新碱、博来霉素及依托泊苷(VP-16),常联合用药。

3.放疗　精原细胞瘤对放疗高度敏感,剂量为 3～4 周内照射 25～30Gy。非精原细胞瘤对放射线不敏感,疗效差。

(七)疗效标准及预后

1.疗效标准　肿瘤及相应淋巴结清扫,存活期延长。

2.预后　精原细胞瘤 5 年生存率为 40％～94％,非精原细胞瘤 5 年生存率为 40％～98％。

二、睾丸非生殖细胞肿瘤

睾丸非生殖细胞肿瘤少见,主要有间质细胞瘤及支持细胞瘤、性腺胚胎细胞瘤、睾丸网状腺癌、睾丸类癌等。

(一)病理

1.间质细胞瘤　肿瘤色黄,表面光滑,镜下见肿瘤由间质细胞构成,多角,核大而圆,有核仁,胞质内含 Reniks 结晶(嗜酸性棒状结晶)。

2.支持细胞癌　肿瘤色黄或灰白,常有囊性变。镜下主要为上皮小管与间质,也可混有生殖细胞瘤成分。

3.性腺胚胎细胞癌　肿瘤大小不一,黄色或灰色。镜下可见间质细胞、支持细胞及生殖细胞。

4.睾丸网状腺癌　病灶位于睾丸纵隔的睾丸网内。镜下表现为多发性囊性乳头状腺癌。

5.睾丸类癌　肿瘤呈圆形或卵圆形,黄褐色。肿瘤细胞较小,核小而圆,核仁细小,分裂象少见,具有嗜银性特点。

(二)诊断、鉴别诊断、诊断标准及治疗

均与睾丸生殖细胞瘤相同。

(三)疗效标准及预后

1.标准　肿瘤及相应淋巴结切除,存活期延长。

2.预后

(1)间质细胞瘤:预后差,多于 2 年内死亡。

(2)支持细胞癌:预后尚可。

(3)性腺胚胎细胞癌:预后较良好。

(4)睾丸网状腺癌:预后差,多于 1 年内死亡。

(5)睾丸类癌:单纯性类癌预后尚可,继发性或有转移者预后差。

第七节　附睾肿瘤

附睾肿瘤临床比较少见,绝大多数为原发性,占男性生殖肿瘤的 2.5%,其中 80% 为良性肿瘤,如附睾间皮瘤、平滑肌瘤、浆液性囊腺瘤、横纹肌肉瘤、淋巴肉瘤。可发生于任何年龄,左右侧均可发生。易被误诊。

一、病因

病因及组织发生学尚不清楚,可发生于间皮—午非管、苗勒管的残余组织、胚胎组织、附睾固有组织及一般组织。

二、病理

(一)附睾良性肿瘤

1.附睾间皮瘤　肿瘤无包膜,肿瘤细胞呈圆形或立方形的实性细胞索排列,胞质呈嗜酸性,常有空泡。

2.附睾平滑肌瘤　肿瘤有包膜,常与睾丸粘连,肿瘤组织中平滑肌纤维排列方向不规则,纤维束间可见玻璃样结缔组织。

3.附睾浆液性囊腺瘤　肿瘤呈壁薄单房囊性肿块,囊肿上皮为立方或柱状上皮,常伴有纤毛,细胞核稍大,染色深。

(二)附睾恶性肿瘤

1.附睾黏液性瘤　病理变化为在浆液性囊腺瘤的基础上恶变。

2.附睾平滑肌肉瘤　分未分化及分化良好两类,前者肿瘤细胞小,呈圆形。胞质少,核圆,大小一致,核仁、核膜不清楚;后者肿瘤细胞呈梭形,胞质丰富,边界清楚,色粉红,可见平行的肌原纤维。

3.附睾横纹肌肉瘤　肿瘤细胞呈多形性,胞质丰富,嗜伊红染色,巨核细胞较多,核分裂多见,间质少,胶原纤维多。

4.附睾淋巴肉瘤　镜下淋巴细胞密集,大小相似,胞质不明显,核圆,核分裂象多。

三、诊断

1.临床症状　不明显,常偶然发现。

2.查体　可扪及肿块,良性肿瘤多发生于附睾尾部,一般直径在 2cm 左右,肿瘤呈圆形,表面光滑,境界清楚,实质感,无压痛。恶性肿瘤外形常不规则,且与周围组织粘连。

3.病理诊断为主要诊治手段

四、鉴别诊断

需鉴别的疾病为附睾结核、非特异性炎症、精液囊肿等,主要靠病理检查。

五、诊断标准

(1)临床扪及肿块。

(2)病理切片或细胞学检查。

六、治疗

1.良性肿瘤　　以早期切除肿瘤或附睾为主。

2.恶性肿瘤　　应行根治性睾丸切除,包括切断精索,同侧睾丸及附睾一并切除,并行腹膜后淋巴结清扫术,术前或术后酌情辅以放疗或化疗。

七、疗效标准及预后

1.标准

(1)良性肿瘤:切除肿块或附睾,无复发。

(2)恶性肿瘤:根治性睾丸切除加腹膜后淋巴结清扫,存活期延长。

2.预后

(1)良性肿瘤:预后良好。

(2)恶性肿瘤:预后不良,多在 2 年内死亡。

第八节　　阴茎肿瘤

阴茎肿瘤为发生在阴茎的常见肿瘤。良性肿瘤有乳头状瘤、尖锐湿疣、巨大尖锐湿疣(又称癌样乳头状瘤)、凯腊增殖性红斑、阴茎角、黏膜白斑。恶性肿瘤有阴茎癌、基底细胞癌、黑色素瘤、肉瘤、Paget 病、转移性肿瘤等,其中阴茎癌占阴茎肿瘤的 90%～97%。

一、病因

良性阴茎肿瘤中除尖锐湿疣的病因为人类乳头瘤病毒（属性传播疾病）感染所致外，其余阴茎肿瘤原因尚不清楚，但与包茎、包皮过长、包皮垢刺激有关。

二、病理

（一）良性肿瘤

1.乳头状瘤　乳头表面有尖刺状物，棘细胞形成细而长的上皮脚及细小分支，结缔组织少，有空泡形成。

2.尖锐湿疣　表皮过度角化，角化不全，上皮呈乳头状增生，网钉向下增厚、延长，上皮细胞呈空泡样改变，细胞体积增大、核浓缩、核周有透亮晕。

3.巨大尖锐湿疣　角质层和棘细胞层明显增厚，网钉下延加深，鳞状上皮分化良好，无退行性变，网钉周围有炎性细胞集带包绕。

4.凯腊增殖性红斑　细胞表皮不规则肥厚，网钉延长伸入真皮层，增生细胞呈异型性，有空泡形成，核染色深或多核。

5.阴茎角　阴茎上皮细胞广泛肥大角质化。

6.黏膜白斑　表皮细胞过度角化，不规则增生，网钉延长，真皮层水肿，淋巴细胞浸润。

（二）恶性肿瘤

1.阴茎癌　①乳头状癌：浸润表浅，分化程度高，恶性程度较低。癌细胞大多呈多边形，异型性较轻，癌巢呈不规则乳头状或团块状。②浸润性癌：浸润程度深，分化程度低，甚至未分化，恶性程度高。癌细胞异型性明显，癌巢呈不规则条索状或团块状。

2.阴茎基底细胞癌　表面内基底细胞呈融浆状团块，边缘呈栅栏状排列，可有角质样囊肿。

3.阴茎恶性黑色素瘤　为肉瘤样肿瘤，基底部黑色素浸润。

4.阴茎肉瘤　类似肉芽组织，可见间质细胞、淋巴细胞、组织细胞浸润，可见较多的纤维组织。

5.阴茎 Paget 病　可见典型的 Paget 细胞。

6.阴茎转移肿瘤　可见相应转移细胞。

三、诊断

1.临床表现 局部发现肿块,有分泌物或溃疡形成,伴疼痛、腹股沟淋巴结肿大、低热及贫血等症状。

2.检查 主要依靠病理学诊断。

四、鉴别诊断

主要鉴别阴茎肿瘤的良性及类型、分化程度,以便决定治疗方案。鉴别方法依据病理学检查。

五、诊断标准

(1)临床发现局部肿块。

(2)病理学检查证实。

六、治疗

1.良性肿瘤 局部切除,电灼、冷冻或激光治疗,包皮过长者应同时切除包皮。

2.恶性肿瘤 施行根治性阴茎切除,加腹股沟淋巴结或盆腔淋巴结清扫为主。术前、术后辅以放疗或化疗。

七、疗效标准及预后

1.标准 肿瘤切除,存活期延长。

2.预后

(1)良性肿瘤预后良好。

(2)恶性肿瘤:①阴茎癌局限者5年生存率达70%～100%,有转移者5年生存率仅20%。②阴茎基底细胞癌预后好,可长期存活。③阴茎恶性黑色素瘤和阴茎肉瘤恶性程度高,多在数月内死亡。④阴茎 Paget 病预后尚好。

第七章　泌尿、男性生殖系统损伤

第一节　肾损伤

肾脏位置较深,受到腰肌、椎体、肋骨及腹腔脏器的良好保护,一般不易受伤。只有当暴力直接伤及肾区或肾脏本身有病变时才易发生损伤。肾损伤多见于成年男性,常是严重多发性损伤的一部分。

一、诊断

1.临床表现

(1)休克:重度肾损伤或大量失血时,如肾严重破裂、肾蒂断裂伤或合并其他脏器损伤时易发生。

(2)血尿:是肾损伤最常见且重要的症状,可以是镜下血尿或肉眼血尿,血尿程度一般可提示肾损伤程度,但肾蒂、输尿管完全断裂或输尿管被血块、肾碎片堵塞时可无血尿。

(3)疼痛:由于出血、尿外渗及肾周软组织损伤可引起患侧腹部疼痛,腰肌紧张,血块通过输尿管时可发生肾绞痛。血液与尿外渗时可出现腹膜刺激症状。

(4)腰腹部肿块:肾周血肿及尿外渗使局部肿胀,形成肿块,有明显疼痛和肌紧张。

(5)感染发热:血肿和尿外渗继发感染,形成肾周脓肿或化脓性腹膜炎,出现高热及全身中毒症状。

2.辅助检查

(1)实验室检查

①血尿常规化验:必要时须重复多次化验,血尿加重或好转一般可代表肾脏出血程度及出血是否已经自行停止。

②血红蛋白和血细胞比容:持续下降可表明出血严重程度。

③血白细胞数增多：应注意并发感染的可能。

（2）影像学检查

①B超检查：诊断肾损伤具有快捷、无损伤、可重复等优点，能初步显示肾损伤的程度，包膜下和肾周血肿及尿外渗情况。并有助于了解对侧肾脏情况。

②CT与MRI：CT扫描对肾损伤的定性诊断率几乎可达100％。CT与MRI可快速、较准确地显示肾损伤程度，尿外渗与血肿范围，并能及时发现合并伤等。

③X线检查：腹部平片（KUB）可显示肾区阴影扩大，腰大肌阴影模糊或消失，脊柱向患侧弯曲。静脉尿路造影常用双倍剂量或大剂量的造影剂静脉点滴造影，可了解两侧肾功能与形态，对肾损伤有重要诊断价值。

3.腹腔穿刺　肾损伤出现典型腹膜刺激症状或有移动性浊音时，应警惕合并有腹腔内脏器损伤的可能，腹腔穿刺对诊断有一定帮助。

二、治疗

1.防止休克　对重度肾损伤失血严重者，应严密观察病情变化，及早输血补液维持水、电解质平衡，止痛，保暖，保持足够尿量等，防止休克发生。

2.非手术治疗　适用于闭合性轻度肾损伤、出血不严重、无休克症状者，约80％以上的患者通过非手术治疗可获得痊愈。治疗包括以下方面。

（1）绝对卧床至少2周，密切观察血压、脉搏、呼吸、体温等。

（2）补充失血量，给予止血药。

（3）在明确诊断除外胸腹等其他脏器损伤后可应用镇痛剂，以免掩盖症状与病情变化。

（4）给予抗菌药物，预防继发感染。

（5）尿液比色测定，每次排尿留取部分标本置于透明试管行比色对比，并注意血红蛋白的变化，直至观察出血停止、病情平稳。

3.手术治疗　适用于开放性及重度肾损伤、伴其他内脏器官损伤或经非手术治疗病情继续恶化及休克不易纠正者，常需紧急手术治疗。术前了解对侧肾功能，手术力争最大限度地保存肾组织。手术方法包括以下几种。

（1）腰部切开探查及肾周引流：适用于有严重尿外渗或并发肾周围感染。清除血肿、异物，控制出血，修补伤肾，放置肾周引流。

（2）肾修补术及肾部分切除术：肾裂伤可缝合修复或将严重损伤部分肾脏切除。

（3）肾切除术：适用于肾出血无法控制、肾严重碎裂伤或肾蒂断裂无法修复，而对侧肾功能良好,可作伤肾切除。

(4)孤立肾或对侧肾功能严重受损情况下,对破裂的肾需保留时,应用可吸收线网袋包裹肾脏。

4.并发症的治疗

(1)腹膜后尿囊肿或肾周脓肿:常需手术切开引流。

(2)恶性高血压:需施行血管修复术或做肾切除术。

(3)肾积水:需施行成形术解除梗阻或做肾切除术。

(4)持久性血尿:经肾动脉造影证实为局限性肾损伤,可行选择肾动脉栓塞术。

第二节　输尿管损伤

输尿管损伤较为少见,多见于医源性损伤,如手术损伤或器械损伤,偶见于枪伤或外来暴力损伤,如车祸等。放射治疗可造成输尿管放射性损伤。损伤后易被忽略,多延误至出现症状时才被发现。

一、诊断

1.临床表现

(1)外伤史:有盆腔、腹腔手术,输尿管内器械操作,腹部闭合或开放外伤史。

(2)血尿:可为肉眼或镜下血尿,但也可以尿液检查正常。

(3)尿外渗或尿瘘:可发生于损伤当时或数天后,尿液由输尿管损伤处渗入后腹膜间隙,引起腰痛、腹泻、腹胀、局部肿胀、包块及触痛。如尿液漏入腹腔,则引起腹膜刺激症状。如尿液与腹壁创口或阴道、肠道创口相通,形成尿瘘,经久不愈。

(4)感染症状:输尿管损伤后,局部组织坏死,引起炎症反应,有尿外渗或尿瘘时可很快发生继发感染,表现为体温升高,腰腹部疼痛、压痛等局部和全身症状。

(5)无尿:双侧输尿管断裂或被误扎,伤后即可无尿,应注意与创伤性休克所致急性肾功能衰竭无尿鉴别。

2.辅助检查

(1)放射性核素肾图:患侧可呈梗阻曲线。

(2)B超检查:有梗阻可显示肾积水或输尿管扩张。

(3)静脉尿路造影(IVU):显示患肾积水、损伤以上输尿管扩张、迂曲,造影剂外渗,肾功能减退或不显影等表现。

（4）膀胱镜检查与逆行肾盂造影：静脉注射靛胭脂后伤侧输尿管口不排蓝液，而尿漏液呈蓝色，有助于与膀胱损伤尿瘘鉴别。逆行肾盂造影可见造影剂外渗，对确定输尿管损伤部位有诊断价值。

（5）CT 检查：对输尿管损伤部位、尿外渗及合并肾损伤有一定诊断意义。

（6）MRI 水成像：对 IVU 造影肾积水不显影时，可显示损伤部位以上积水输尿管、肾盂及周围的尿性囊肿。

（7）阴道检查：有时可直接观察到瘘口的部位。

二、治疗

（1）因输尿管镜等器械损伤输尿管，术中钳夹伤或小穿孔，可置入 D-J 管作内引流，有利于损伤后修复与狭窄的预防。

（2）输尿管破损，如系新鲜损伤无污染，应施行一期修复。若损伤已超过 24h 或已有感染，应先行肾造瘘，待感染完全消退，3 个月后再进行输尿管修复术。

（3）输尿管被误扎，应立即松解结扎线，必要时切除缺血段输尿管，作对端吻合，内置 D-J 管支架引流管。

（4）输尿管部分或大部缺损，输尿管损伤不超过 2cm 者，可行损伤段切除，输尿管对端吻合；下 1/3 段做输尿管膀胱再吻合或膀胱壁伴输尿管下段成形术。若输尿管大部缺损，根据具体情况选择做输尿管皮肤造口术、回肠代输尿管术或自体肾移植术。

（5）损伤性输尿管狭窄合并严重肾积水或感染，肾功能重度损害，如果对侧肾功能正常，可行肾切除术。

第三节　膀胱损伤

膀胱系盆腔内器官，除非骨盆骨折，一般不易受伤。当膀胱过度膨胀时，若下腹部遭到暴力打击，易受损伤。依据损伤部位，分为腹膜外型与腹膜内型。根据损伤原因，常分为闭合性损伤、开放性损伤及医源性损伤 3 种。依据病理分类，又分为膀胱挫伤和膀胱破裂。膀胱挫伤除少量血尿或下腹部疼痛等症状外，一般无明显症状，短期内可自愈。膀胱全层破裂时症状明显，依据损伤程度不同而有相应的临床表现。

一、诊断

1.临床表现

(1)外伤史:有下腹部外伤史、骨盆骨折史,或于难产或膀胱尿道内器械操作后出现下述临床表现时,应考虑有膀胱损伤可能。

(2)出血和休克:骨盆骨折合并大量出血,膀胱破裂可致尿外渗、腹膜炎,伤情严重者常有休克。

(3)排尿障碍和血尿:膀胱破裂,尿液外渗,患者常有尿意和尿急,但不能排尿或仅有少量血尿排出。

(4)腹痛:尿外渗及血肿可引起下腹部剧痛,尿液流入腹腔则会引起急性腹膜炎症状。

(5)尿漏:贯穿性损伤可致体表伤口、直肠或阴道漏尿。闭合性损伤在尿外渗感染后破溃,也可形成尿漏。

2.辅助检查

(1)导尿检查:如果膀胱空虚或仅导出少许血性尿液,则膀胱破裂可能性极大。此时可注入无菌生理盐水 300mL,稍等片刻再回抽,若抽出量明显少于注入量,表明可能有膀胱破裂尿外渗。

(2)X 线检查

①膀胱造影:可见造影剂外溢,腹膜内膀胱破裂向膀胱内注气后行腹部透视,可见到膈下游离气体。

②骨盆平片:可了解骨盆骨折情况或异物存留。

③CT 检查:注入造影剂,可显示造影剂外溢。

④腹腔穿刺:腹膜内膀胱破裂后,因大量尿液流入腹腔,腹腔穿刺可抽出淡血性液体或尿液。

二、治疗

1.休克的处理　包括镇痛、输血、补液等。尽早使用抗菌药物预防感染。

2.轻度损伤　轻度膀胱损伤或新鲜器械损伤,无尿外渗者,可留置导尿管,1周左右多能自行愈合。

3.急诊手术

(1)腹膜内膀胱破裂:若有大量尿液流入腹腔引起急性腹膜炎,应及早手术清除腹腔内尿液、血块并探查有无合并腹腔脏器损伤,生理盐水冲洗干净腹腔,缝合腹膜并在膀胱外修补膀胱裂口，行膀胱高位造口，膀胱周围伤口放置引流管引流。

（2）腹膜外膀胱破裂：严重腹膜外膀胱广泛破裂，如火器贯通伤或合并骨盆骨折等，出血及尿外渗显著者，应积极采用手术治疗，消除膀胱外尿液与血块。对膀胱直肠贯通伤者，应行暂时性结肠造瘘和膀胱造瘘术。如膀胱内有游离骨片或弹片等异物应清除干净。

（3）膀胱瘘修补术：膀胱损伤后遗留膀胱阴道瘘或膀胱直肠瘘，在患者情况好转与局部炎症消退后，采用手术修补膀胱瘘。

第四节　尿道损伤

尿道损伤是泌尿系统最常见的损伤，多见于男性，以青壮年居多。前尿道的球部位于会阴部，常因骑跨伤而损伤；后尿道的膜部穿过尿生殖膈，是尿道最固定的部位，骨盆骨折移位，可致膜部尿道裂伤或完全断裂。开放性损伤多为枪弹或锐器引起的贯通伤。

一、诊断

1.临床表现

（1）外伤史：尿道损伤史，如骑跨伤、骨盆骨折等。

（2）尿道滴血与血尿：为尿道损伤最常见的症状。前尿道损伤常有鲜血自尿道滴出，后尿道损伤表现为初始或终末血尿。

（3）疼痛：损伤部位常有疼痛与压痛，排尿时疼痛常向阴茎头、会阴部与肛门周围放射。

（4）排尿障碍：因损伤致局部水肿、疼痛、外括约肌痉挛、尿道断裂，可造成排尿困难甚至发生尿潴留。

（5）尿外渗：常发生于尿道破裂或断裂。前尿道包括球部尿道破裂时，会阴、阴茎和下腹壁均有尿外渗，由于受尿生殖膈的限制不能进入盆腔。后尿道破裂尿外渗位于前列腺周围，进一步沿膀胱前、后壁向上向外扩展至腹膜外间隙。

（6）休克：骨盆骨折引起后尿道损伤或合并其他内脏损伤伴大量失血、疼痛，可发生休克。

2.辅助检查

（1）直肠指诊：当骨盆骨折合并后尿道断裂时，直肠指诊可发现浮动的前列腺尖部，并可向上推动，周围有柔软的血肿或坚硬的骨折断端。此外，尚需注意有无合并直肠损伤。

(2)诊断性导尿：严格无菌条件下做导尿术。如导尿管不能进入膀胱，表明尿道断裂或大部分断裂。

(3)X线检查

①骨盆平片：可确定是否有骨盆骨折。

②尿道造影：可明确尿道损伤部位及损伤程度。

二、治疗

1.治疗和预防休克　积极补液，必要时输血并给予镇静止痛剂。给予足量抗菌药物，预防感染发生。

2.处理急性尿潴留　如不能插进导尿管，可行耻骨上膀胱穿刺造瘘，以防尿液进一步外渗。

3.尿道轻度损伤或部分断裂治疗　如能插入导尿管，则应留置导尿管14d后拔除。注意休息和预防感染。

4.球部尿道断裂治疗　应急诊手术，经会阴切口清除会阴血肿，修剪坏死组织，行尿道对端吻合术，以恢复尿道连续性和减少狭窄的发生。有尿外渗者应广泛切开引流。

5.膜部尿道断裂治疗　往往有骨盆骨折，病情常较严重，如病情稳定可急诊行"尿道会师术"。如病情不允许，可单纯行耻骨上膀胱造瘘为宜，待二期行尿道修复成形术。

6.后尿道损伤伴骨盆骨折治疗　在尿道手术后应予以适当治疗，包括骨盆牵引等。

7.尿道损伤后期治疗　尿道损伤后期常伴发尿道狭窄，需定期行尿道扩张术。严重狭窄者，可经尿道镜直视下行狭窄段冷刀切开术或尿道内成形术等，或于3～6个月手术切除狭窄段瘢痕组织，行尿道端端吻合术等。

第五节　阴茎损伤

阴茎损伤较少见，与阴茎位置隐蔽、非勃起状态下易于移动有关。可分为闭合性损伤与开放性损伤两种类型。前者常见有阴茎皮肤挫伤，阴茎折断，阴茎绞窄及阴茎脱位等，后者常见于阴茎切割伤，阴茎离断，阴茎皮肤撕裂伤等。

一、诊断

1.临床表现

(1)损伤史,如阴茎勃起时折断,患者可听到阴茎白膜破裂的响声,随即阴茎勃起消退,伤处剧痛及阴茎肿胀,皮下瘀血等。

(2)阴茎皮肤肿胀、瘀斑、裂口、出血、皮肤撕脱;阴茎肿胀、弯曲变形与阴茎离断等。

(3)阴茎损伤常有尿道损伤,如排尿困难、尿道滴血或血尿。

(4)对阴茎损伤的诊断,一般根据外伤史及阴茎局部情况,常可做出诊断。

2.辅助检查　疑有尿道损伤,必要时行尿道造影,以了解损伤部位及程度。

二、治疗

1.阴茎皮肤挫伤　可先冷敷继而热敷;血肿明显,必要时切开引流。

2.阴茎皮肤撕裂伤　清创止血、缝合;若皮肤缺损较多,可清创植皮,术后抗感染治疗。

3.阴茎绞窄　尽快除去绞窄物,改善局部循环。

4.阴茎脱位　手法将阴茎复位。必要时清创、除去血肿,将阴茎复位固定于正常位置并留置导尿管。

5.阴茎折断　轻者保守治疗,镇痛,冷敷,包扎绷带压迫,口服止血药及雌性激素,并使用抗菌药物。重者需手术清除血肿,彻底止血并缝合破裂的白膜。

6.阴茎离断　如离断远侧阴茎完整,且受伤时间不长,可清创后应用显微外科技术行再植术,至少吻合一条阴茎背动脉及阴茎浅、深两条阴茎静脉。

第六节　阴囊及睾丸损伤

阴囊损伤因不同致伤原因,分为闭合性损伤与开放性损伤两类。睾丸损伤往往伴有精索及鞘膜等损伤,常见的致伤原因多为直接暴力,一般多发生于青壮年。

一、诊断

1.临床表现

(1)有明确外伤史,如阴囊部被脚踢伤、球击伤、挤压伤、骑跨伤或刀切割伤、弹片穿透伤等。

（2）阴囊损伤时阴囊部肿胀，皮肤瘀斑、压痛，阴囊皮肤裂伤或撕脱伤等，故阴囊损伤诊断并不困难。

（3）睾丸损伤时常有剧烈疼痛并向股根部和下腹部放射，伴恶心、呕吐，严重者可出现痛性休克，患侧睾丸肿大，下坠感及触痛明显。如为开放性损伤，可造成睾丸组织外露、睾丸破裂或部分睾丸组织缺损等。体检时可见阴囊肿大、皮肤瘀斑，阴囊内巨大血肿或有破损裂口等。

2.辅助检查

（1）B超检查：对闭合性损伤睾丸破裂、阴囊内血肿等有诊断价值。应用多普勒超声比较两侧睾丸血流对严重睾丸损伤，血供丧失或伴有严重精索血管损伤的诊断有帮助。

（2）X线检查：对阴囊开放性损伤，阴囊内异物（如弹片、玻璃渣、小石子等）的存留有助于了解。

二、治疗

1.阴囊闭合性损伤　轻者卧床休息，托起阴囊，局部先冷敷后热敷，止痛处理即可。对不断增大的阴囊血肿，应手术切开，清除血肿，彻底止血，充分引流，并用抗菌药物预防感染。

2.阴囊开放性损伤　单纯阴囊裂伤无感染者，应及早清创缝合。对严重阴囊撕裂伤、穿透伤等，清创必须彻底，剪去失去活力的组织，尽可能多地保留残存阴囊皮肤，使其能覆盖显露的睾丸。若阴囊皮肤缺损过多，修复困难，可行转移皮瓣等方法重建阴囊，术后应加强抗菌药物的应用，预防感染。

3.睾丸挫伤　卧床休息，托起阴囊，先冷敷后热敷，止痛。

4.睾丸破裂　如系开放性损伤，应彻底清洗伤口，剪去坏死组织，最大限度地保存睾丸组织，缝合睾丸白膜裂口，并行阴囊引流。若睾丸广泛破裂或血运已丧失时，可行睾丸切除。

第八章　泌尿系统梗阻

第一节　肾积水

泌尿系统及其邻近各种病变均可引起尿路梗阻,最终都可造成肾积水。若不及时解除尿路梗阻,肾积水可导致肾实质严重破坏,萎缩变薄,肾功能逐渐减退,直至衰竭。

一、诊断

1.临床表现

(1)肾积水症状多不典型,一般多无症状,或偶有腰部胀感不适,急性梗阻如输尿管结石突然引起梗阻可出现肾绞痛,伴恶心、呕吐,肾区有叩击痛。

(2)有造成肾积水的尿路梗阻疾病的相应症状,尤以下尿路梗阻性疾病(如前列腺增生,出现排尿困难等症状)为甚。

(3)严重肾积水,在患侧腹部可触及囊性包块,少数可并发高血压。

(4)继发感染时可出现寒战、高热、腰痛及尿路刺激症状;当引起肾功能损害时会出现相应的临床症状,如恶心、食欲减退、皮肤瘙痒。

2.辅助检查

(1)B超检查:B超是诊断肾积水的首选方法,可迅速确定肾积水的程度和肾实质的厚度。

(2)X线检查

①腹部平片(KUB):可观察肾脏轮廓,积水侧肾轮廓增大,同时可发现不透X线的尿路结石。

②静脉尿路造影(IVU):可显示肾盂肾盏的扩张情况及梗阻部位,对严重肾积水还可估计肾功能情况。严重肾积水由于肾功能减退,可采用大剂量造影剂延缓造影(60min、90min、120min等分别摄影)或许可获得较好的显影效果。但需考虑造影剂对肾功能的损害,可在造影后水化。

③逆行尿路造影：能进一步明确梗阻部位与积水原因，但有引起逆行感染的可能，因此要谨慎从事，并严格执行无菌操作。

④肾穿刺造影：在 B 超引导下进行，可显示积水与梗阻病变情况。

⑤泌尿系统 CT 三维重建及 MRI 水成像：可清楚显示肾积水的程度及肾实质萎缩情况，还可以明确梗阻部位与病因等。

⑥放射性核素肾显像可区别肾积水与肾囊肿，并可了解肾实质损害的程度。利尿性肾图对判定上尿路有无梗阻及梗阻的性质有一定帮助。

二、治疗

肾积水的治疗原则应根据造成积水的梗阻病因、发病缓急及肾脏损害程度等综合考虑。

1.病因治疗　是最理想的治疗方法。

(1)先天性肾盂输尿管连接部狭窄：通过开放性、腹腔镜成形手术治疗，以解除狭窄。

(2)输尿管结石引起的梗阻：应用体外冲击波碎石(ESWL)或输尿管镜下或经皮肾镜下碎石技术，将结石粉碎，上述方法如不成功可开放或腹腔镜下手术取石，解除梗阻。

(3)膀胱出口梗阻性疾病(如前列腺增生症、膀胱颈挛缩等)引起的肾积水：可通过留置尿管或膀胱造瘘术引流尿液，待肾功能恢复、病情允许情况下，行增生前列腺切除术等。

2.肾造口术　在病情紧急、梗阻病因不清楚或一时难以除去梗阻时，可在 B 超引导下行肾穿刺造口，然后再进一步检查与治疗。如果梗阻病变不能除去，肾造口则作为永久性的治疗措施。

3.肾切除术　严重肾积水至肾功能丧失或继发严重感染、积脓、肾实质严重破坏萎缩，而对侧肾功能良好者，可行患肾切除。

4.双侧肾积水　应寻找下尿路梗阻的病因，先治疗肾功能较好的一侧，待情况好转后再处理严重的一侧。

第二节　前列腺增生

前列腺增生症(BPH)也称良性前列腺增生或肥大，是老年男性常见病，易出现在 50 岁以后的男性。排尿不畅为常见临床症状。长期梗阻可使膀胱形成小梁小室，最终导致肾功能损害。临床症状的严重程度与前列腺大小不成比例。

一、诊断

1.临床表现

(1)尿频、尿急:早期临床表现为尿频,尤其夜间排尿次数增多,随着病情进展,可伴尿急,甚至出现急迫性尿失禁。

(2)排尿梗阻症状:排尿踌躇,尿线细而无力,排尿中断,排尿时间延长、终末滴沥,排尿不尽感。

(3)尿潴留:梗阻加重达一定程度,排尿不尽,出现膀胱残余尿,过多的残余尿可致膀胱逼尿肌失去收缩力,发生尿潴留及充盈性尿失禁。

(4)其他症状:合并感染时,出现尿频、尿急、尿痛等膀胱炎症状,有结石时症状更加明显,并可出现血尿。亦可能发生无痛性肉眼血尿或镜下血尿。晚期可出现肾积水和慢性肾功能不全症状。

(5)部分患者长期增加腹压排尿,故有可能并发腹股沟疝、脱肛、痔等。

2.辅助检查

(1)国际前列腺症状评分(I-PSS):≤7 轻度;8~19 中度;20~35 重度。

(2)直肠指诊:前列腺体积增大,中央沟变浅或消失,表面光滑,质韧中等硬度。肛门括约肌张力正常。

(3)尿流率测定:尿量不少于 150mL,最大尿流率(Q_{max})小于 10mL/s,提示有膀胱出口梗阻可能,大于 15mL/s 为正常。

(4)血清前列腺特异性抗原(PSA)测定:可以作为前列腺癌的筛查。

(5)超声检查:B 超可观察前列腺形态、结构、大小并发现可能存在的前列腺癌,还可以了解双肾有无积水。最常用的是经腹壁途径,但经直肠超声更加准确并可对疑有前列腺癌组织进行引导穿刺活检。B 超还可以显示膀胱内结石。

(6)膀胱残余尿的测定:排尿后导尿测定残余尿较为准确,但有引起尿路感染的可能。目前采用经腹超声测定,方法简便,患者无痛苦,且可反复进行。

(7)尿流动力学检查:包括尿流率的测定,膀胱和尿道功能测定等。对除外神经源性膀胱功能障碍,不稳定膀胱、逼尿肌—括约肌功能失调等引起的排尿障碍尤为重要。

(8)同位素肾图检查:可了解双肾功能及尿路有无梗阻存在。

(9)静脉尿路造影:若患者有血尿,可了解双肾及输尿管情况,以了解引起血尿的潜在病因。

(10)MRI:可用于 BPH 与前列腺癌的鉴别诊断。

(11)膀胱镜尿道镜检查：可了解尿道、前列腺、膀胱颈与膀胱内的情况，对下尿路梗阻症状明显，但直肠指诊前列腺无明显增大或有血尿的患者尤为重要。

二、治疗

1.观察等待　观察等待是一种非药物、非手术的治疗措施，包括患者教育、生活方式指导、随访等。特别是患者生活质量尚未受到下尿路症状明显影响的时候。很多 BPH 患者症状长期无发展且症状轻，I-PSS 小于 7 分者不必急于治疗，可观察等待。每年应重复检测尿流率、血清 PSA、直肠指诊、B 超检查以及进行前列腺国际症状评分。

2.药物治疗

(1)肾上腺素能 α 受体阻断剂：主要解决前列腺、膀胱颈处平滑肌的张力，以减轻排尿阻力。根据尿路选择性，可将 α 受体阻断剂分为非选择性 α 受体阻断剂、选择性 α_1 受体阻断剂、高选择性 α_1 受体阻断剂，代表药物有酚苄明、多沙唑嗪、阿呋唑嗪、特拉唑嗪、坦索罗辛。

(2)5α-还原酶抑制剂：目前应用最广的是非那雄胺(商品名：保列治)，适合体积大于 30mL 的 BPH 病例。通过在前列腺内阻断睾丸酮转化成双氢睾酮(DHT)，从而使前列腺缩小以减轻或消除膀胱出口机械性梗阻。该药物作用缓慢，一般服用 2～3 个月之后开始见效，且需长期服用，为其缺点。此外医师应知道服用此药可使 PSA 值下降一半，以避免对前列腺癌诊断的延误。

(3)其他药物：普适泰(舍尼通)等。中药应在中医或中西医结合学会推荐意见下开展治疗。

3.手术治疗

(1)经尿道前列腺切除术(TURP)：是治疗 BPH 的经典术式，应优先考虑。主要适用于治疗前列腺体积在 80mL 以下的 BPH 患者，技术熟练的术者可适当放宽对前列腺体积的限制。因冲洗液吸收过多导致的血容量扩张及稀释性低钠血症发生率约 2%，危险因素有术中出血多、手术时间长和前列腺体积大等。TURP 手术时间延长，经尿道电切综合征的发生风险明显增加。

(2)经尿道前列腺切开术(TUIP)：适用于前列腺体积小于 30g 且无中叶增生的患者。

(3)其他经尿道切除前列腺方式：如电气化切除(TUVP)，$2\mu m$ 激光或钬激光或等离子切除前列腺等。

(4)开放性前列腺摘除术：主要适用于前列腺体积大于 80mL 的患者，特别是合并膀胱结石或合并膀胱憩室需一并手术者。常用术式有耻骨上前列腺摘除术和耻骨后前列腺摘除术。

（5）介入性方法

①记忆合金网状支架：是通过内镜放置在前列腺部尿道的金属或聚亚氨脂装置。可以缓解 BPH 所致下尿路症状。仅适用于伴反复尿潴留又不能接受外科手术的高危患者，作为导尿的一种替代治疗方法。常见并发症有支架移位、钙化、支架闭塞、感染、慢性疼痛等。

②微波或射频（温度 45～50℃）：可缓解症状但不能解除梗阻。可部分缓解 BPH 患者的尿流率减低和下尿路刺激症状。适用于药物治疗无效（或不愿意长期服药）而又不愿意接受手术的患者，以及伴反复尿潴留而又不能接受外科手术的高危患者。

③高温疗法（温度＞60℃）：如高温聚焦超声等，有一定疗效。适用于不能接受外科手术的高危患者。

④球囊扩张术：有一定疗效，但治疗后易复发。

第三节　尿道狭窄

尿道狭窄可因炎症、创伤、医源性和先天性等原因引起，使排尿阻力增加，发生排尿困难甚至尿潴留，多见于男性。严重尿道狭窄如不能及时解除，也可致肾积水，导致慢性肾功能减退甚至衰竭。

一、诊断

1.临床表现

（1）有反复尿道感染史或骑跨伤或骨盆骨折外伤史。

（2）排尿困难：这是尿道狭窄最重要的症状，表现为排尿不畅，尿线细分叉，有时排尿中断，严重者排尿呈滴沥状，甚至不能排尿。

（3）尿潴留继发感染：可出现尿痛、尿频，并发尿道周围炎可出现会阴部红肿、疼痛；脓肿形成破溃后可形成尿漏。并发急性附睾睾丸炎时，阴囊红肿，疼痛并伴高热及白细胞数升高等全身症状。

（4）长期排尿困难可引起上尿路病理性改变，如肾积水、肾萎缩、肾功能不全等不良后果。

（5）由于长期增加腹压排尿，部分患者可并发腹股沟疝、脱肛、痔等。

2.辅助检查

(1)金属尿道探条或诱导探丝检查:可了解尿道有无狭窄、狭窄部位及程度。

(2)膀胱尿道:造影能显示尿道狭窄部位及狭窄程度,是确定尿道狭窄非常重要的检查手段。

(3)B超检查:可显示上尿路有无积水存在。

(4)膀胱尿道镜检查:为进一步明确狭窄病变情况,通常在麻醉下,手术开始前行此检查。

(5)静脉尿路造影:可了解肾积水及双肾功能情况。

二、治疗

1.尿道扩张术　适用于尿道狭窄轻且狭窄较短的患者,常需定期做尿道扩张。常用的器械有金属尿道探条和可塑性诱导探条(丝)。使用金属尿道探条扩张时,手法应轻柔,切忌使用暴力,以免造成假道。

2.尿道(口)切开术　适用于尿道外口狭窄或前尿道炎性狭窄且狭窄段较长的病例。狭窄尿道切开半年后,视局部情况可行尿道成形修复术。

3.开放手术尿道修补　常用方法有狭窄段尿道切除对端吻合及尿道套入术。

4.尿道内切开术　对能通过金属导丝的尿道狭窄,经尿道内切开术应作为首选的治疗方法。对后尿道狭窄(闭锁)段长度超过1cm者,在内切开基础上,行瘢痕电切除与创面植皮尿道内成形术,效果较满意。

5.激光或等离子体气化治疗术　应用接触式激光或等离子体气化行狭窄段瘢痕切除,也是一种理想而有效的治疗方法。

6.尿流改道术　尿道狭窄范围广,多种尿道修补术失败后,或伴有尿道直肠瘘、膀胱挛缩、肾积水反复尿路感染者,可考虑行尿流改道术。

第四节　急性尿潴留

急性尿潴留的病因很多,例如前列腺增生、前列腺癌、尿道损伤、尿道狭窄、尿道结石、膀胱颈部肿瘤、盆腔肿瘤、处女膜闭锁的阴道出血均可能诱发急性尿潴留。此外,中枢和周围神经系统损伤、炎症、肿瘤、糖尿病晚期、便秘、麻醉及药物等亦可导致膀胱排尿障碍,引起急性尿潴留。

一、诊断

1.临床表现

(1)发病突然,以往可有或无排尿困难史。

(2)膀胱胀满但滴尿不出,患者非常痛苦。

(3)耻骨上可触及膨胀的膀胱,按压有强烈尿意。

(4)部分患者有充盈性尿失禁现象。

2.辅助检查 B超检查膀胱内有大量尿液,并可了解某些引起急性尿潴留的疾病。

二、治疗

1.对因治疗 病因明确并有条件时,应立即解除病因,恢复排尿是急性尿潴留的治疗原则。

2.对症治疗 此情况下,只能先引流尿液,方法如下。

(1)无菌条件下导尿是较常见的方法,但导尿时应使尿液缓慢流出,间断排空充盈的膀胱,以免膀胱内压迅速下降而引起膀胱内出血,造成严重血尿。导尿管可保留适当时间再拔除。

(2)不能插入导尿管者,可行耻骨上缘膀胱穿刺,抽出尿液或行耻骨上膀胱穿刺造瘘术。

第九章　泌尿、男性生殖系统其他疾病

第一节　肾下垂

肾下垂是指肾脏随呼吸运动或体位改变所移动的位置超出正常范围，并由此引起泌尿系统及其他方面的症状。正常肾脏在深吸气与呼气、站立位与平卧位时相差可达 2～5cm，但如果降至第 3 腰椎以下即可诊断肾下垂。下垂的肾脏可沿其纵轴及横轴旋转，若肾脏移动越过中线者，则称为游走肾。

一、病因

肾下垂的发生与下列因素有关：①体内结缔组织松弛：肾囊与腹膜间结缔组织松弛、肾上极与肾上腺间韧带松弛。②衬托肾窝力量减弱：如腹壁肌肉松弛，致使腹压下降，如孕妇分娩后易诱发肾下垂；消瘦者肾周脂肪减少致撑托肾脏能力降低。③肾窝浅：女性肾窝浅而宽，易发生肾下垂；右侧肾窝较左侧浅，且在呼吸运动时右肾受肝脏冲击，故右肾下垂多见。④损伤：由高处跌下或躯体受到剧烈的震荡，有时可使固定肾脏的结缔组织撕裂而发生肾下垂。⑤慢性便秘、咳嗽。⑥腰椎过多（6 个以上腰椎）。⑦肾蒂长，全内脏下垂等。

二、病理

肾下垂的病理表现为肾脏的下移可牵拉肾血管或使其扭曲，从而影响肾脏血液循环，使肾脏充血、肿胀，以致发生绞痛、血尿、蛋白尿甚至无尿等；下移的肾脏也可使输尿管或肾盂输尿管交界处梗阻，而导致感染、肾积水、结石等。少数患者由于移位肾脏牵拉十二指肠和结肠曲，或肾脏突然下移，激惹肾及腹膜后自主神经系统，出现消化道梗阻症状。肾下垂常伴有其他内脏器官下垂。

三、诊断

（一）临床表现

（1）肾下垂多见于消瘦女性，好发于 20～40 岁，约 70％肾下垂见于右侧，20％为双侧，仅 10％为左肾下垂。

（2）80％以上的肾下垂患者无症状，常在腹部检查或被患者自己无意发现。常见的症状包括：①泌尿系症状：腰区坠胀、牵拉感或隐痛，多于站立过久或走动后发生，平卧可缓解。有时主要表现为反复发作血尿或肾盂炎。典型的 Dietl 危象较少见，系由肾蒂被牵拉或输尿管急性梗阻引起，表现为急性肾绞痛伴恶心、呕吐、虚脱及血尿等，平卧即缓解并出现多尿。②胃肠症状：消化不良，上腹饱满，恶心、呕吐，便秘、腹泻等。③神经精神症状：乏力、失眠、眩晕、心悸及神经过敏等。

（3）体检时可扪及下垂的肾脏，且位置随体位而改变。

（二）实验室检查

尿常规正常或有血尿、蛋白尿、脓尿等。

（三）影像学检查

1.X 线检查　立位泌尿系平片上可见肾影有不同程度的下移。排泄性和逆行尿路造影可进一步了解肾脏的位置和功能，以及有无旋转、肾积水、输尿管扭曲、肾盂内造影剂排空延迟等。

2.B 超检查　卧位和立位肾脏位置相差 3cm 以上。

四、鉴别诊断

需与肾下极囊肿、肿瘤及盆腔异位肾相鉴别。

五、诊断标准

站立位肾脏下移一个椎体即可诊断为肾下垂。根据立位泌尿系平片上肾影与脊柱椎体位置对比的关系，将肾下垂分为 4 度。

Ⅰ度：肾脏自正常位置下降 1 个椎体以上（第 3 腰椎，以下类推）。

Ⅱ度：肾脏自正常位置下降 2 个椎体以上。

Ⅲ度：肾脏自正常位置下降 3 个椎体以上。

Ⅳ度：肾脏下降到第 5 腰椎水平以下。

六、治疗

（1）无症状者不需要治疗。

（2）保守治疗

1）注意休息,适当增加营养及脂肪饮食,消瘦者可用苯丙酸诺龙 25～50mg,每周 1～2 次肌内注射。

2）加强体育锻炼,如仰卧起坐、游泳、气功等锻炼腹部肌肉。

3）使用宽腰带和肾托可使肾固定于原位。

4）中医中药:可用补中益气丸和金匮肾气丸。

5）肾周围注射硬化剂:适用于症状较重、伴有并发症或不愿手术,而无上尿路梗阻、结石者。于肋脊角处用腰穿针刺入肾周脂肪囊,注射温热明胶奎宁溶液(每100mL 含奎宁 2.5g,乌拉坦 2.5g 和明胶 20g)70～100mL,注射后取头低脚高卧位7d,可使肾脏粘连固定,也可采用醋酸酚、自体血液等。术后可能出现腰痛、发热及腹胀等反应。

（3）手术治疗:症状较重,上述治疗无效者,可考虑手术固定。

七、预后

预后良好。

第二节　单纯性肾囊肿

一、病因

单纯性肾囊肿病因尚未完全阐明,可能与先天性发育异常及老年退行性改变有直接关系。囊肿起源于肾小管,病变起始为肾小管上皮细胞增殖而形成的肾小管壁囊状扩大或微小突出,其内积聚肾小球滤过液或上皮分泌液,与肾小管相通。最终囊壁内及其邻近的细胞外基质重组,形成有液体积聚的独立囊,不再与肾小管相通。

二、病理

囊肿多发生于肾实质的近表面处,但也可位于皮质深层或髓质,除少数破裂外,并不与肾盏、肾盂相交通。一般为单侧和单发,多位于肾下极,但也有多发或位于肾中上部者,双侧发生很少见。囊肿大小不一,囊壁厚 1～2mm,衬以单层扁平上皮。其含液量由数毫升至数千毫升不等。囊液为透明浆液,约 5% 为血性液体,由囊内出血或恶变所致。

三、诊断

1.临床表现　任何年龄均可发生,多见于老年患者。小囊肿多无症状,一般直径达 10cm 时可出现患侧腰部胀满感,并有轻度恶心及呕吐等消化道症状。囊内出血时可发生腰部剧痛,合并感染可伴体温增高。有时腹部可触及包块。一般不引起血尿,偶尔囊肿压迫邻近肾实质可产生镜下血尿。有时会引起高血压。囊肿破裂可表现为急腹症,极少数可有肉眼血尿。囊肿压迫输尿管时可引起梗阻、积液和感染。

2.影像学检查

(1)B超检查:典型的 B 超表现为病变区无回声,囊壁光滑,边界清楚,该处回声增强;当囊壁显示为不规则回声或有局限性回声增强时,应警惕恶变可能;继发感染时囊壁增厚,病变区内有细回声;伴血性液体时,回声增强。

(2)CT 检查:对 B 超不能确定者有价值。囊肿伴有出血或感染时,呈现不均质性,CT 值增加;对于位置深在的囊肿,增强 CT 扫描有助于鉴别肾盏憩室、肾盏积水及肾癌液化。

(3)磁共振成像(MRI)检查:能帮助确定囊肿性质。

(4)静脉尿路造影:能显示囊肿压迫肾实质或输尿管程度,并有助于鉴别肾囊性占位是否与集尿系统相通。

对仍不能确诊者,特别是疑有恶变或与囊性肾肿瘤鉴别困难时,可行肾动脉造影检查和在 B 超或 CT 引导下行穿刺细胞学检查。

四、鉴别诊断

应与囊性肾肿瘤、肾盏憩室、肾积水等相鉴别。

五、治疗

(1)对于小于 3～4cm 的无症状单纯性肾囊肿,无肾盂、肾盏明显受压者无须处理,可采用 B 超定期检查随访,镜下血尿者只需对症处理。

(2)对于体积较大、症状明显,经检查证实囊肿与肾盏、肾盂不相通者,可采用腹腔镜或开放手术囊肿去顶。对于囊肿恶变或囊肿很大、肾实质被压迫萎缩严重致肾功能丧失,而对侧肾正常者,可行肾切除术。

六、预后

本病为良性疾病,预后多良好。少数肾囊肿有恶变的可能。

第三节　肾血管性高血压

肾血管性高血压系指肾动脉病变使肾血管流量减少导致肾缺血所引起的高血压,最常见的原因是肾动脉狭窄。占全部高血压患者的 5%～10%,占恶性高血压的 20%。及时解除肾动脉病变,高血压可以逆转。

一、病因

能引起肾动脉狭窄或栓塞的各种疾病均可引起肾血管性高血压。常见病因包括:

1.肾动脉先天性异常　如多分支发育不良、主干闭锁及蔓状血管瘤等。

2.多发性大动脉炎　多发于青壮年,易累及肾动脉,使其狭窄。

3.动脉粥样硬化　肾动脉内膜形成粥样斑块,致使管腔狭窄。

4.肾动脉肌纤维增生　肾动脉管壁中层纤维增生,导致管腔狭窄。

5.肾动脉栓塞　常继发于心血管病或其手术后。

6.肾动脉瘤　外伤或病理因素所致。

7.肾动静脉瘘　多为肾外伤后所致。

8.肾动脉周围压迫性狭窄　如肿瘤、腹膜后纤维化等。

二、诊断

(一)临床表现

(1)高血压:表现为年轻人高血压、老年人突发高血压,以及原来稳定的高血压突然恶化。血压持续升高,以舒张压升高明显,一般降压药物治疗无效,只对转化酶抑制剂和血管紧张素拮抗剂有效。并可伴有头痛、视物模糊、呕吐等。

(2)腰痛:部分患者可有间歇性腰痛、跛行、臀部放射痛等下肢供血不足现象。

(3)部分患者腹部脐上方或肋脊角可听到血管收缩期杂音或伴有轻度震颤。

(4)肾动脉栓塞时可有腹痛、发热、周围血象白细胞增高等。

(5)部分患者可出现血尿、蛋白尿。

(6)继发醛固酮增多症。

(二)实验室检查

1.分肾功能测定　患侧肾功能较健侧为差。

2.肾素活性测定　外周血肾素值高于正常。分侧肾静脉肾素活性测定时,患侧与健侧肾素活性比值≥1.5。

3.醛固酮值测定　血、尿醛固酮均增高,但低于原发性醛固酮增多症水平,一般无明显水、钠潴留。

4.药物试验

(1)血管紧张素阻滞剂试验:醋酸肌丙素,5~10μg/(kg·min)静脉注射,2min后血压降至正常者为阳性。

(2)转化酶抑制剂降压试验:静脉滴注 SQ20881 1mg/kg 后 1~2h 血压显著下降者为阳性。

(三)影像学检查

1.腹部平片及静脉肾盂造影　可发现两肾大小、肾盂显影时间、显影剂浓度有差异。

2.腹主动脉—肾动脉造影　多采用经皮穿刺股动脉插管造影,可清楚显示肾动脉病变的性质、范围以及狭窄程度等;数字减影血管造影术可使病变显示更为清晰。在诊断上具有决定性意义,能为手术治疗提供依据。

3.彩色多普勒检查　可以了解肾动脉的血流情况。早期患者肾上腺无明显改变,如不控制可出现肾上腺微腺瘤。

4.核素肾图检查　可行[131]I 肾图、[99m]Tc DTPA 作示踪剂的计算机断层摄影及卡托普利肾图检查,间接了解肾动脉狭窄情况。

三、治疗

1.药物治疗　主要应用血管紧张素转化酶抑制剂、钙拮抗剂、α和β受体阻滞剂等药物,应根据病因的病理生理基础选用合理药物治疗方案。

2.经皮腔内血管成形术(PTA)　近期疗效可达 90% 以上,远期复发率较高,但可反复多次进行,患者痛苦较小。

3.外科手术治疗

(1)肾血管重建术:根据不同情况,可选择下列不同的手术方法治疗。

①动脉血栓内膜剥脱术:适用于肾动脉开口或其近端 1/3 的动脉粥样硬化斑块或内膜增生病变。

②肾动脉狭窄段切除,肾动脉端端吻合术:适用于肾动脉局限性纤维肌肉增

生,狭窄的长度在1～2cm以内。

③脾肾动脉吻合术:适用于左肾动脉狭窄性纤维肌肉增生病变者。

④肝肾动脉吻合术:右肾动脉狭窄,主干的远段正常者。

⑤病变部分动脉切除后利用移植物置换术:适用于肾动脉狭窄长度超过2cm的患者。

⑥肾动脉再植术、自体肾移植术等。

(2)肾血管旁路手术:可采用大隐静脉、髂内动脉、脾动脉、人造血管等移植物搭桥旁路手术。

(3)肾切除术和部分肾切除术。

第四节　阴茎硬结症

阴茎硬结症(PD)亦称 Peyronie 病、阴茎纤维性海绵体炎、海绵体纤维化等。是一种以阴茎白膜形成纤维样、非顺应性硬结为特征的男科常见疾病。多见于中老年人。

一、病因

病因尚不清楚。可能与阴茎白膜解剖特点、阴茎多次轻度外伤、尿道内器械操作、感染、免疫、动脉硬化、遗传及维生素 E 缺乏等因素有关。

二、病理

硬结呈结节状、条索状或斑块状,质硬,结节大小可由数毫米至数厘米不等,单发或多发。硬结切面呈灰白色。硬结多位于阴茎背侧白膜下。阴茎硬结症早期在白膜与海绵体之间的血管周围有炎性浸润,包括 T 淋巴细胞、巨噬细胞及其他浆细胞等,最终启动细胞因子系统,导致纤维化发生并形成硬结。细胞浸润的原因尚不清楚。

三、诊断

(1)阴茎局部发现硬结,阴茎松弛时可无不适。勃起时可有疼痛及弯曲并影响性交。严重时可并发勃起功能障碍、排尿困难或排尿疼痛。

(2)触诊硬结质如软骨,急性期有触痛。

(3)阴茎局部拍片偶见钙化。阴茎海绵体造影可显示病变范围。

四、鉴别诊断

个别患者硬结使阴茎向腹侧弯曲,需与先天性阴茎弯曲鉴别。

五、治疗

(一)保守治疗

1.药物治疗　口服维生素 E 6～9 个月。对氨基苯甲酸钾 9～12g/d,分次口服 9 个月。急性期可选用秋水仙碱,常规剂量为 0.6mg,每日 3 次,每日总量不宜超过 2.4mg。

2.局部注射疗法　醋酸可的松 25mg 加普鲁卡因 1mL/2d,15～20 次为一疗程;透明质酸酶 50～100U/d 肌内注射;或维拉帕米、干扰素等。纯化梭状芽孢杆菌胶原蛋白酶对轻、中度 PD 有一定疗效,但目前仍处在临床研究阶段。

3.物理治疗　包括离子导入、体外冲击波、超声波、真空助勃装置及音频理疗等。

4.局部放疗　每次剂量 38.7mCi(150R),每周 2 次,2 周为一疗程。可能增加致纤维化细胞因子表达,且有组织潜在恶变的危险,也可能增加老年患者 ED 风险,世界卫生组织认为应避免使用。

5.联合治疗　联合应用以上治疗方法。

(二)手术治疗

对长期保守治疗无效或阴茎弯曲明显、硬结钙化者可采用手术治疗;如对侧折叠、硬结磨削、硬结切除等,酌情采用游离脂肪、自体皮片、静脉片等修补。但手术应在起病 1 年以上、硬结稳定后再进行,可减少术后硬结的再发生率。

六、预后

预后大多良好。有自愈倾向,极少数患者在数年后症状自行缓解,硬结缩小。

第五节　精索静脉曲张

精索静脉曲张系指精索内静脉回流受阻或瓣膜功能障碍,导致血液反流,使阴囊内的精索蔓状静脉丛发生扩张、迂曲。在普通男性中发病率约为 20%,在不育男性中约为 40%。左侧多见。

一、病因

1.原发性精索静脉曲张　因精索静脉的瓣膜缺如或不健全、行径长、周围支持的组织较薄弱、结肠压迫、右髂总动脉压迫左髂总静脉等原因发生曲张。左侧精索静脉呈直角回流入左肾静脉,血流阻力大,因此左侧精索静脉曲张较为多见。

2.继发性精索静脉曲张　因肾肿瘤时肾静脉及下腔静脉内癌栓形成,或肾积水、腹膜后肿瘤及异位血管压迫等,阻碍精索静脉回流而引起精索静脉曲张。

二、病理

精索静脉曲张时睾丸可发生病理改变。曲细精管生精上皮萎缩,精母细胞及精细胞排列紊乱,进行性减少,甚至精原细胞丧失。曲细精管管壁玻璃样变,精子数目减少,畸形精子增加。

三、诊断

(1)站立时阴囊有沉重及坠胀感,可向下腹部、腹股沟或腰部放射,行走劳累后加重,平卧后减轻。有时有神经衰弱症状。

(2)站立检查阴囊增大,睾丸下垂,见到或触及蚯蚓状曲张静脉团,平卧后缩小或消失。但继发性精索静脉曲张平卧时曲张静脉团并不缩小。

(3)多普勒超声、红外线或接触性阴囊测温、实时B超检查、放射性核素阴囊血池扫描及精索内静脉造影等有助于诊断。

四、临床分级

根据体检及精索内静脉造影结果,临床上将精索静脉曲张程度分为3级。

Ⅰ级(轻度):触诊不明显,患者屏气增加腹压(Valsava试验)时方可摸到曲张静脉,精索内静脉造影时造影剂在精索内静脉内逆流长达5cm。

Ⅱ级(中度):外观正常,但触诊即可摸到曲张静脉,精索内静脉造影时造影剂在精索内静脉内逆流至第4~第5腰椎水平。

Ⅲ级(重度):曲张静脉如蚯蚓团,触诊及视诊时均极明显,精索内静脉造影时造影剂在精索内静脉内逆流至阴囊内。

五、治疗

1.非手术治疗　上托阴囊、冷敷等疗法常可减轻症状,但效果不能令人满意。

2.手术治疗

(1)精索内静脉结扎术：于内环上方或内环处结扎精索静脉，也可用显微镜于外环下结扎或采用腹腔镜手术。

(2)曲张静脉部分切除术。

(3)精索内静脉与腹壁下静脉、髂外静脉或旋髂浅静脉吻合术，但远期疗效尚待观察。

(4)精索内静脉栓塞术。

六、预后

手术后患者大都预后良好。如不治疗，静脉曲张可进一步发展，严重者可致睾丸萎缩并影响生殖功能。

第六节 鞘膜积液

鞘膜积液系指鞘膜囊内液体超过正常量而形成囊肿者。

一、病因

1.先天性因素 睾丸下降过程中，由于精索鞘状突部分未闭合和（或）睾丸鞘膜囊内液体量异常增多。

2.后天性因素 鞘状突闭合正常，但由于睾丸附睾感染、肿瘤、丝虫病或外伤引起鞘膜内液体增多与积聚所致。多见于成人。

二、病理

根据鞘状突闭合的情况与位置不同可分为以下 4 类：

1.睾丸鞘膜积液 最多见。鞘状突闭合正常，但睾丸鞘膜内液体积聚增多。

2.精索鞘膜积液 鞘状突两端闭合，精索部分形成局限性鞘膜积液，与腹腔和睾丸鞘膜腔不相通。

3.睾丸、精索鞘膜积液 鞘状突仅在内环处闭合，精索段未闭且与睾丸鞘膜腔相通。

4.交通性鞘膜积液 鞘状突未完全闭合，腹腔体液随体位流动。站立时，通过未闭的鞘状突进入鞘膜囊，平卧后可逐渐消失。

先天性鞘膜积液其囊壁光滑、柔软,积液清亮或黄色。急性炎症所继发的鞘膜积液其鞘膜明显增厚,与邻近组织粘连,积液为炎性渗出液。如有肿瘤及感染存在,可为血性积液,此时液体混浊,呈棕色或为脓液。如因血丝虫感染,则积液为乳白色。液体量为数毫升至数百毫升不等。

三、诊断

(1)阴囊内发现逐渐增大的肿块,伴有下坠感,较大时可影响行走。如为先天性交通性鞘膜积液,则平卧时肿块可消失。

(2)体检时阴囊肿块呈球形或梨形增大,触之光滑,有波动感,透光试验阳性。但如鞘膜增厚或积液混浊则不透光。精索鞘膜积液时常位于阴囊上方或腹股沟管外环处,呈长卵圆形,牵拉睾丸或精索时肿块随之下移。先天性交通性鞘膜积液于平卧时按压肿块,可逐渐缩小或完全消失,但站立后又出现。

(3)B超检查可见鞘膜内有液性暗区。

(4)诊断性穿刺可抽出透明浅黄色液体。如因血丝虫感染引起的鞘膜积液,为乳糜状,有时可找到微丝蚴。如因外伤或感染所致,液体为血性或脓性。

四、治疗

(1)1～2岁婴儿时期的单纯鞘膜积液,不治疗常可自然消失。

(2)手术治疗:包括鞘膜开窗术、鞘膜翻转术、鞘膜折叠术以及鞘膜切除术等。交通性鞘膜积液应于内环处做鞘状突高位结扎切断,切除精索部鞘膜,同时做鞘膜翻转术或折叠术。合并腹股沟斜疝应同时修补。精索鞘膜积液应切除鞘膜。

五、预后

先天性的鞘膜少量积液有时可自愈。手术后预后一般良好,但应防止感染。

第七节　精液囊肿

精液囊肿为睾丸或附睾发生的含有精子的液性囊肿。常见于青壮年。

一、病因

尚不清楚,可能与睾丸附睾的慢性感染或输送精子的管道部分梗阻有关。

二、诊断

(1)一般无症状,有时可有阴囊下坠感或疼痛。

(2)睾丸或附睾部可触及圆形肿物,质软,有波动感,直径为数毫米至数厘米不等。有时透光试验阳性。

(3)阴囊 B 超检查可见睾丸或附睾有液性暗区。

(4)囊肿穿刺液含不活动的精子。

三、治疗

(1)较小的囊肿不需治疗,可定期随访。

(2)症状明显或较大的囊肿可行手术切除,但应于生育后进行。

四、预后

预后良好。

参 考 文 献

[1]李汉忠.泌尿外科诊疗常规[M].北京:中国医药科技出版社,2012

[2]冯京生,任红.泌尿系统[M].上海:上海交通大学出版社,2011

[3]李虹,王建业.泌尿外科疾病临床诊疗思维[M].北京:人民卫生出版社,2015

[4]郭震华,那彦群.实用泌尿外科学[M].北京:人民卫生出版社,2016

[5]叶章群.泌尿外科疾病诊疗指南[M].北京:科学出版社,2013

[6]尤舒彻.泌尿生殖疾病[M].北京:科学出版社,2011

[7]张元芳.实用泌尿外科和男科学[M].北京:科学出版社,2013

[8]陈在贤.实用男科学[M].北京:人民军医出版社,2013

[9]董德鑫,李汉忠.泌尿外科科技发展[J].协和医学杂志,2013,(4):367-370

[10]泌尿生殖系统肿瘤多学科团队综合诊治组织与实施规范中国专家共识[J].中国癌症杂志,2017,(11):917-920

[11]王浩,于代友.膀胱憩室癌的临床、病理及影像学研究进展[J].实用肿瘤杂志,2017,(6):559-562

[12]朱圣煌,胡军全,李彤,等.微创经皮肾穿刺输尿管镜取石术治疗复杂性上尿路结石[J].当代医学,2017,(34):117-118

[13]梁怀远,马丽,任力.泌尿结石患者采用体外冲击波碎石治疗的临床效果[J].中医临床研究,2017,9(18):97-98

[14]赵黎明,刘致中,岳长久.输尿管镜下钬激光碎石取石术治疗泌尿结石的疗效分析[J].系统医学,2016,1(12):52-54

[15]谢宜兴,卢川,程永德.经导管前列腺动脉栓塞术治疗前列腺增生[J].介入放射学杂志,2014,23(3):185-190

[16]王国民,陈伟.泌尿系统肿瘤治疗的进展与展望[J].肿瘤防治研究,2014,41(02)(2):97-101